はじめに

この本は、依存症、とりわけ「共依存」というテーマを扱った一冊です。

自分という軸ではなく、他人という軸で生きてしまう人――他人からの評価で自分を見てしまう人。極端な言い方をすれば、本当の自分を置き去りにしたまま自分を粗末にする生き方をして、生きづらさを抱えている人に向けて「そんな自分から卒業してみませんか？」ということを提案する一冊です。


「人は変われる」

これは、ある社会心理学者の言葉です。


これまでは、「地の時代」とされ、「基盤」や「安定」といった言葉に象徴されるように、物質的な豊かさが重要視されてきました。令和の時代になった今は、「風の時代」に移行したと言われ、変化の目まぐるしい時代となりました。

最近では、「情報弱者」という言葉が生まれたように、どれだけ有用な情報を持っているかに価値が置かれるようになりました。

物質的な豊かさを追い求めていた「地の時代」には、いい大学に入り、いい会社に就職して、いい給料をもらい、有能で美しい配偶者を手に入れて、自慢できる子どもを育て、マイホームを建てて、車を所有し、休みの日にはドライブなどのレジャーを楽しんで、競争しながらも、みんなと同じであることが良いとされる、そんな価値観が主流だったと思います。

価値観が多様化する中で、カーシェアリングやシェアハウス、レンタルオフィスなどが世の中に浸透して、モノを「所有」する時代から、「共有」する時代へシフトしています。現在、10～20代の「Z世代」は、家や車を「所有」することに興味を示さないと言われますが、彼らがこれからの時代を牽引していくことを考えれば、「地の時代」の価値観は、そろそろ時代に合わなくなっているのでしょう。

変化と言えば、私の人生もずいぶん大きく変化しました。

私の人生の前半は、あまり恵まれたものではありませんでした。いわゆる「毒親」に育てられて、生きづらさを抱え、「どうして私ばかりがこんな目に遭わなければならないのだろう？」と理不尽な出来事に遭遇しては、ネガティブな感情に支配されて、ついにはうつ病まで発症してしまったのです。

特に、男運は最悪だったかもしれません。元彼から、お金を増やしてあげると言われてうっかり信じてしまい、大切なお金を失ってしまったり、私がやらなくていいことまで仕事を押しつけられたり、ずっと、「都合のいい女」として扱われてきました。

「どうして私はこんなにもツイてないのだろう？」と、もがき苦しみながら、いろいろと模索するうちに、わかったことがあったのです。「そういうことだったのか！」と、腑に落ちたとき、自分が取り組むべき課題が見えてきました。それが、依存症の克服だったのです。

私自身、依存症の沼にハマった経験を持っています。20年もの長い間、うつ病に悩まされ、精神科病棟への入院も経験しました。それが、他人の評価を気にして、自分を粗末に扱い、置き去りにしてきた、他人軸の生き方が原因だったことも理解したのです。

ですがそんな私も、依存症という沼から卒業して、現在は共依存専門のカウンセラーとして活動しています。私独自の手法で、クライエント様が過去の出来事に影響されて握りしめていた思い込みを外し、共依存の呪縛から解き放たれ、本来の自分を取り戻すサポートをしています。活動を始めてから数年間たちましたが、おかげさまで相談を受け付けた方、サポートを提供した方の人数は延べ３００人を超えました。

これまでの日本では、「家」という制度を重視するあまり、家系を絶やさないように、長男だけが特別に大事にされ、女性は「妻」や「母」という役割に縛られて、自由に自分の人生を生きられなかった人が多かったことでしょう。特に日本の女性は、自分のことよりも夫や家族を優先して、自分の人生をあきらめてしまっている人が多いと思いますが、そのような生き方が良いとされた時代は、もはや終わりを迎えているのかもしれません。

この本には、今のあなたに合わない価値観を手放して、自分らしく、自由でのびのびと、軽やかに生きられるヒントが詰まっているのではないかと思います。

いわば、カウンセラーとしての私、クライエントとしての私――双方の立場から、悩める読者に寄り添ったサポートができる一冊だと自負しております。

あなたさえ望めば、きっと、あなたも変われるのです。

２０２３年６月吉日

井上　麻紀子

contents

はじめに …… 3
プロローグ …… 12

chapter 1
別れられない女たち
――愛か依存か？ 人間関係のパラドックス

こんな時代だからこそ一緒にいたいはずなのに …… 20
パートナーと対等な関係が築けない …… 21
「亭主元気で留守がいい」時代は二度とやってこない？ …… 23
「豊か」なのになぜ？ 依存症大国「ニッポン」 …… 26
不安だから「沼」る？ …… 28
別れられなかった女の悲劇 …… 31
事例1 上司の彼と20年間不倫を続けていた佳代のケース …… 33
事例2 ひとり娘のために仮面夫婦を演じる芽衣のケース …… 36
理想のパートナーシップはどうすれば手に入る？ …… 41
事例3 幼い子どもを連れて離婚するしかないと思い詰めていた真奈美のケース …… 43

chapter 2
あなたの恋愛依存タイプは？
――100のチェックリストで判定

100のチェックリスト …… 49

chapter 3

人は8つの恋愛依存タイプに分けられる
——各タイプの特徴と依存の傾向

私は世話好き!「長女ケアラータイプ」…… 62
私がルールブック!「女王様タイプ」…… 66
あなたにすべておまかせ!「丸投げタイプ」…… 70
ファンタジー大好き!「スピ系女子タイプ」…… 74
ひとりの寂しさに耐えられない!「ウサギちゃんタイプ」…… 78
私は演技派!「女優タイプ」…… 82
不幸が大好き!「悲劇のヒロインタイプ」…… 86
ひとりが気楽!「人見知りタイプ」…… 90

chapter 4

わかっているのに別れられない
——共依存という名の暗く深い沼

別れたくても別れられない…… 100
「あなたなしでは生きていけない」…… 105
「機能不全家族」と「アダルトチルドレン」…… 111
「毒親」だけではない問題…… 119
「機能不全家族」は世代間連鎖をする…… 122
「アダルトチルドレン」の5つのタイプ…… 124

contents

実在した有名な「アダルトチルドレン」たち……130
「共依存」の特徴――臨床の現場からわかったこと……133

chapter 5

共依存からの卒業
――本当の自分を取り戻す

I 恋愛タイプ別 共依存卒業対策……144
それぞれの「共依存」の物語……145
事例1 長女ケアラータイプの物語&卒業対策……145
事例2 女王様タイプの物語&卒業対策……150
事例3 丸投げタイプの物語&卒業対策……157
事例4 スピ系女子タイプの物語&卒業対策……164
事例5 ウサギちゃんタイプの物語&卒業対策……171
事例6 女優タイプの物語&卒業対策……177
事例7 悲劇のヒロインタイプの物語&卒業対策……183
事例8 人見知りタイプの物語&卒業対策……190
II 共依存卒業のための対策と習慣……198
卒業対策1 ひとりの時間をつくって、自分と向き合う……198
卒業対策2 どんな自分も受け入れる「覚悟」を決める……203
卒業対策3 変化や成長を止めてしまう「被害者意識」を手放す……208

卒業対策4　自分の行動、感情に責任を持つ……212
卒業対策5　どんなときにパートナーへの不満を感じるのかを洗い出す……217
卒業対策6　過去の洗い出し、棚卸し作業に取り組む……220
卒業対策7　「インナーチャイルド」の癒しに取り組む……233
卒業対策8　「愛されたい」人から「愛する」人へシフトする……237

chapter 6

心の旅は始まったばかり

道は続くよ、どこまでも……244
変われなくても、あなたはそのままで素晴らしい！……247
がんばりすぎていませんか？……249
「共依存」の何が問題なのか？……250
求めすぎる原因は「愛着障害」だった……253
ポジティブな「あきらめ」が、あなたを救う……254
「ナルシシズム」を克服する……258
少しずつ継続することが最大の結果を生む……261
人間の成長とは何か？……264
「幸せ」とはいつもそこにあって気づくもの……266

謝辞……270

プロローグ

私の幼いころのお話です。

私が小学2年生のときに、父親が結婚しました。父親にとっては、2回目の結婚です。そして新しくやってきたお母さんとの間に、かわいい弟が生まれました。私が「お姉ちゃん」になった瞬間です。

私は、弟がかわいくて、かわいくて、まるで小さなお母さんのようになって、弟をかわいがりました。

そうやって、弟のお世話をすることが、そのまま、病気の人をお世話する「看護師」という仕事を選ぶきっかけになっていったのです。

父親が結婚したばかりのころは、新しいお母さんができたことを、とてもうれしく思っていましたが、私は母親に対して、「あれ？　なんか変だな」と思うことがだんだん多くなっていきました。父親を好きになって結婚したはずのその人が、私に父親の悪口を言うようになってきたのです。

確かに、私の父親は、若いころに暴走族をやっていたし、仕事もぜんぜん続かないようなダメな人でしたが、好きで結婚したはずのダンナさんの悪口を言いながら、別れようともしないで一緒に暮らし続ける。その気持ちが、子どもの私には、まったくわかりませんでした。「そんなにイヤなら、さっさと別れればいいのに」と、不思議に思いながら、母親の口から出てくる父親の悪口を聞いていたものです。

それだけ悪口を言いながら、数年後には、また弟が生まれました。小学生だった私には、まだ結婚の知識はありませんでしたが、「お父さんとお母さんが愛し合って、子どもが生まれるんだ」くらいのことはわかっていたつもりです。

私がふたりの息子の母親になってからつくづく思うのですが、父親も母親も、お互いに悪口を言いながら「子どもをもうける」という、その神経が、いまだにまったくわかりません。

下の弟が生まれたとき、母親は「子どもが欲しかったから種をもらっただけ」と言いました。「子どもが好きだから」という理由でしたが、本当は「子どもに依存したかった」だけだったのではないかと思いました。

父親も負けてはいませんでした。「子どもは腹を借りただけ。男の子は父親の血を受け継ぐものだからな」と言いました。

小学生の私は、「子どもをつくるって、お父さんとお母さんの共同作業なんじゃないの？　ふたりは本当に愛し合っているの？」、そう疑問に思ったものです。

一緒に暮らしているのに、あんまり幸せそうじゃない。そんな状態なのに、夫婦として同じ屋根の下で毎日暮らしているのが、不思議でたまりませんでした。そして、こうも思ったのです。「ゆがんだ愛って、あるんだな」と。

相手の悪口を言いながら、自分の意見をぶつけるだけで、お互いに関係を良くしようと努力もしないし、別れようともしない。「せっかく結婚したのだから」という理由だけで、毎日毎日、悪口を言い合って、一緒に暮らしているのって、どうなんでしょうね？　親が子どもに幸せになってほしいと願うのと同じように、子どもだってお父さんやお母さんに幸せになってほしい。私は、どんな形であれ、両親に幸せになってほしかったのです。

「お金の心配があるから」「子どもがまだ小さいから」「離婚したら、親戚や近所の人に恥ずかしいから」などと、私の家族と同じように、別れない理由を言う人はたくさんいますが、そんな理由のために、自分の「幸せ」をあきらめている人が多いのではないかと思っています。

カウンセリングでとても多いお悩みが、「復縁」の相談です。「浮気をされたけれど、もう一度やり直したい」、そう言って、私のもとにやってこられます。お話を聴きながら、私は心の中で、「復縁したい気持ちはわかるけど、どうしてそんな浮気をするような人と復縁したいの？　もっといい人と結婚すればいいのに。もっといい人を見つけようとはしないの？」、そう思ってしまうのです。

「やっぱり、お互いに寂しいと思うから」とか、「あの人にもいいところがあるから」など、いろいろと理由をつけて復縁しようとされます。中には、骨折するような暴力を受けていると言うので、「命の危険があるから別れたほうがいいと思います」と忠告しても、「それでもいいから一緒にいたい」と言い張る方までいます。

悪口を言いながら別れようとしない私の母親と、浮気する相手や自分に暴力をふるう相手とでも一緒にいたいという相談にこられる女性たち。どちらも

「自分が幸せになる」ことを、あきらめているように思えます。

そんな不思議な現象の「なぞとき」をしていく中で、「男女の恋愛や結婚の問題」とは、まったく別の問題が浮かび上がってきたのです。

この本は、恋愛や結婚に悩む多くの女性に（もちろん男性にも）贈るためだけでなく、過去に傷ついてきた私自身の癒しとなる内容になりました。その理由にも興味を持ちながらお読みいただけたら幸いです。

chapter 1

別れられない女たち

——愛か依存か？人間関係のパラドックス

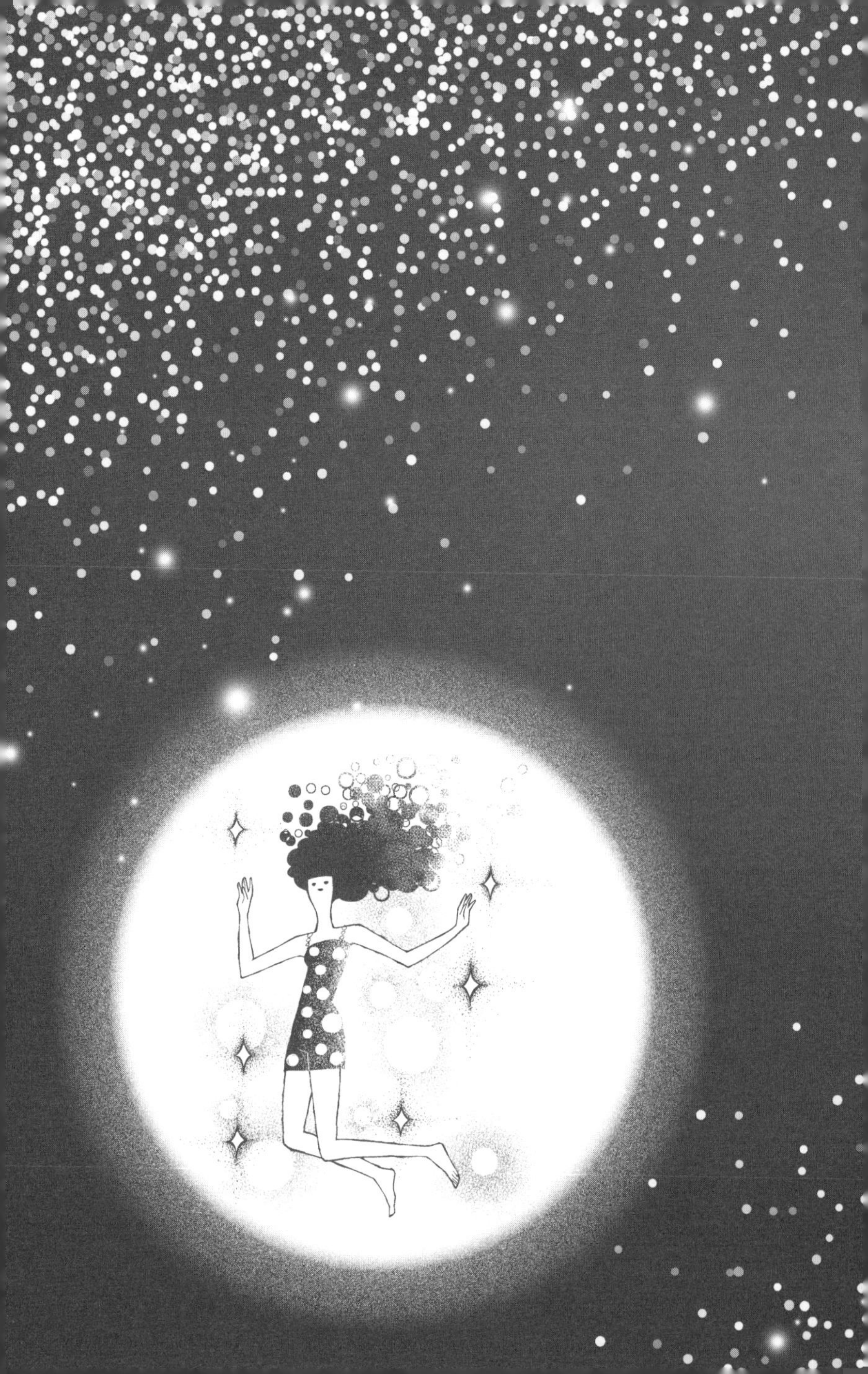

こんな時代だからこそ一緒にいたいはずなのに……

女性のお悩みといえば、やはり、恋愛や夫婦のパートナーシップなど、男女の人間関係のお悩みが多いですよね。

最近では、結婚しない人や離婚する人が、だんだん増えているようです。DVやストーカーなど、男女の愛憎のもつれによる事件なども、以前に比べて目立つようですし、これからも、このような問題は表面化して増えていくのかもしれません。

婚活市場は盛り上がりを見せていますが、成婚率は数パーセントとも言われています。めでたく結婚できたとしても、今の日本では、お給料が上がる期待も持てず、女性の憧れである「専業主婦」などは、セレブたちの特権のようですし、ほとんどの家庭は夫婦共働きの世帯です。中には、夫婦で食べていくのが精いっぱいで、子どもを持つことすらあきらめてしまっているカップルも多いと聞きます。

世界的に感染症が広がり、不安な時代だからこそ、親しい人との「絆」を大切にしたいと考える人が多いはず。でも、毎日のニュースを目にしていると、本来ならば、お互いを思いやり、癒し合うはずの「家庭」というコミュニティーが危ない気がしてなりません。

パートナーと対等な関係が築けない

私のクライエント様は、ほとんどが女性ですが、恋愛や夫婦のパートナー

シップの相談を受けていると、

- 私がこんなに苦労しているのに、わかってもらえない。
- 自分だけが、がんばっているような気がして、不公平に感じる。
- パートナーが、ふたりの問題に向き合ってくれなくて、ちゃんと、話し合いができない。

などといった、不満がやはり多いですね。

こういった不満が吹き出てしまう背景には、夫婦共働きなど、女性の社会進出が当たり前の時代にもかかわらず、あいかわらず「家事や育児は女性がやったほうがいい」という、古い考え方が一部に残っていて、女性に期待されている役割を「しんどい」と感じている人が多いのかもしれません。

だからこそ、「結婚なんかして大変な思いをするくらいなら、気ままな独身生活をエンジョイしたい」と、結婚しないことを選択する人が増えているのかもしれないと想像できます。

そういった不満があっても、一度結婚してしまえば、そう簡単に、「ハイ、さよなら」と、お別れするわけにもいかないでしょう。「老後が心配だから」「子どもがまだ小さいから」「経済的な不安があるから」などの理由から、別れたほうがいいと思いつつ、なかなか実行できなくて、しかたなくがまんしながらでも今の状態を続けるしかないと、あきらめている人もいます。

「亭主元気で留守がいい」時代は二度とやってこない？

昭和を知らない人にはわからないかもしれませんが、「亭主元気で留守がいい」という、昭和の時代に流行したＣＭのセリフがあります。２０１９年の年末から、新型コロナウイルスによるパンデミックが始まって、人々の暮らしも大きく変わり、このセリフはもはや通用しなくなりました。

ＩＴ技術を活用したリモートワークという働き方も浸透しつつありますし、満員電車にぎゅうぎゅう詰めに押し込められて通勤したり、買い物のために出かけることも、以前より少なくなり、家にいながら、仕事や生活に必要なサービスを受けられるような仕組みも整ってきました。欲しいものはインターネットで注文して、玄関先まで届けてもらえますし、一部の診療や薬の処方も、オンラインで済ませることができるようになりました。

便利な反面、職場や学校といった公共の「場」と、家庭というプライベートな日常生活の「場」、それぞれ別の役割を果たす「場」が、家の中でごちゃまぜになってしまいました。子どもが遊んでいるすぐ隣で、リモート会議を開いて仕事をしなければならないような環境もあるでしょう。空間が狭い日本の住宅事情では、どうしても公共の「場」と日常生活の「場」の区別があいまいになってしまいがちです。

いくら親しい間柄だからといっても、ずっと一緒にいれば、お互いにストレスになることもあるでしょう。そうなれば、心理的に距離が近い関係の恋人や家族ほど、お互いに仕事や家事のストレスをぶつけてしまうのではないかと、容易に想像できてしまいます。そんな中でクローズアップされているのが、「コロナＤＶ」や「コロナ離婚」です。

外出を制限されてストレスを抱え、息が詰まるような雰囲気の中では、いくら恋人や夫婦とはいえ、いつでも、いつまでも、お互いに癒し合える関係でいられるとは限らないでしょう。むしろ、関係が近いほど「甘え」が生じて、思いやりに欠けた言葉をかけてしまうこともあるかと思います。だからこそ、よりいっそう、ふたりの関係を良くすることが大切になってきているのではないかと思います。

「豊か」なのになぜ？
依存症大国「ニッポン」

この本を書いている2023年春の時点では、「沼」という言葉が流行しています。この「沼」という言葉は、それまで使われていた「オタク」のように、趣味など自分が好きなものに使われるだけでなく、恋愛などの人間関係をあらわすときにも使われるという特徴があって、面白い言葉だと思います。

「沼」には、ハマるという意味だけでなく、「そこから抜け出せなくなる」といった、ホラー的な意味合いも含まれているところが、何とも言えず不気味です。

今どきの日本は、刺激的なモノやコトにあふれていて、「沼」ろう思えば、いくらでも「沼」れるほど、豊かな環境が整っています。

パソコンやスマホで簡単に情報が手に入り、ＳＮＳを使って一度にたくさんの人たちとつながることができて、便利で魅力的で刺激的な娯楽があふれる一方で、経済的な成長は行き詰まり、先進国の中では、唯一、お給料が上がらない今の日本です。

仕事のやりがいや生きがいも感じられずに、先の見えない不安を抱えていては、きっと多くの人が、未来の希望も持てずに、やっとの思いで日々を生きていることでしょう。

そんな不安だらけのストレス社会で、少しでもそのストレスを解消しようと思えば、何かに「沼」るのは、もしかしたら避けられないことなのかもしれません。

不安だから「沼」る？

私は、「沼」という言葉に触れたとき、「依存症」を思い浮かべずにはいられません。

アルコール依存症、ギャンブル依存症、パチンコ依存症、ニコチン依存症、買い物依存症、ゲーム依存症、スマホ依存症、薬物依存症はもちろん、拒食症などの摂食障害やクレプトマニア（万引きなどの窃盗癖）も依存症として取り扱われますし、盗撮、痴漢行為などの犯罪者は性依存症と診断され、刑務所では、再犯を防ぐために特別な加害者プログラムを受けることになっているようです。

豊かなこの日本では、あらゆるモノやコトが依存の対象となる可能性があるのです。

恋愛関係や夫婦関係だけでなく、子ども、親戚、ママ友、職場、そのほかいろいろなコミュニティーの人間関係も依存の対象になることがあります。

気持ちの上で、誰かにハマっている状態を「沼」と表現しても問題なさそうですが、誰かとの関係にハマり、すがりついていないと自分の心を穏やかに保つことができないような感覚の「沼」があるとすれば、それはやはり、ある種の「ビョーキ」と言えるかもしれません。

恋人や夫婦など、パートナーの関係に限らず、どんな人間関係にも付いて回る感情が「愛と憎しみ」でしょう。

この何とも言えない複雑な感情は、誰もが経験すると思いますが、未来に希望が持てない閉塞した空気が漂っているこんな時代だからこそ、親しい人との深い「絆」を求める一方で、その親しい関係が、大きなストレスの原因となりかねない危険性があると言えるでしょう。

今どきは、パートナーとの間で、「お互いに、もうこれ以上はやっていけない」と思うような出来事があれば、まるで「断捨離®」でもするかのように、あっさりと関係を断ち切って、ＳＮＳやマッチングアプリひとつで簡単に別のパートナーと出会うことも可能です。

ひと昔前に比べれば、浮気や不倫のハードルも、限りなく低くなっているかもしれません。

最近では、静かに「梅毒」注の感染者が増え続けていることも、こうして簡単に男女が出会う仕組みがあるからではないでしょうか？

このように、簡単に出会いを求めるツールはたくさんそろっていますが、お互いに、より深くて親密な関係を築いていくための努力や、そのための技術を磨く機会は、むしろ減っているのかもしれません。

注
梅毒《ばいどく》
代表的な性病。病原体はトレポネマ・パリズムで、主に性行為により感染し、母親から胎児に感染することもある。約3週間の潜伏期を経て発病し、陰部にしこり・潰瘍《かいよう》ができる（第1期）。3か月ほどたつと全身の皮膚に紅斑や膿疱《のうほう》が出たり消えたりし（第2期）、3年目ごろになると臓器・筋肉・骨などに結節やゴム腫を生じ、崩れて瘢痕《はんこん》となる（第3期）。10年目ごろには脳などの神経系や心臓・血管系も侵され、進行麻痺や脊髄癆《せきずいろう》がみられる（第4期）。シフィリス。瘡毒《そうどく》

Weblioより

別れられなかった女の悲劇

お互いの関係がうまくいかなくなったときに、いとも簡単にパートナーを取り替えて新しい生活に飛び込めるような、思い切りのいい人もいると思いますが、実際には、なかなかそうはいかないケースのほうが多いと思います。

パートナーと別れられずに、その関係に執着してしまったことで、思わぬ転落人生に陥ってしまった方もいらっしゃいます。

次に、別れられない「沼」にハマって、人生を狂わせてしまった女性たちの例をご紹介します。

この本をお読みいただいている人の中には、同じような悩みを持っている方もいるかもしれません。しかし、この本を手に取っているあなたには、そのようになってほしくないと切に願っています。相談を受けていると、本当に多い内容ですし、実際に私の身近にもあった例ですので、個人が特定されないように、参考までに要点だけをお伝えしたいと思います。

事例1 上司の彼と20年間不倫を続けていた佳代のケース

佳代は、25歳当時、同じ職場の上司に何度か仕事の相談をしているうちに、上司から食事に誘われるようになり、ふたりはいつしか親密な関係へと発展していきました。

交際からまもなく、実は、上司は妻子ある男性だったことがわかり、佳代は裏切られた思いでいっぱいになりましたが、「妻とは関係がうまくいっていないので、離婚を考えている。いつか妻と別れて君と一緒になりたい」という彼の言葉を信じ、「不倫」という肩身の狭い恋愛ではあったものの、佳代は、結婚を前提に20歳年上の彼と真剣交際していたつもりでした。

30歳を過ぎるころになると、職場の同僚や昔の友だちも次々と結婚が決まって、出産や子育てに忙しくなって接点も少なくなり、佳代はひとり取り残されたように寂しい思いをしながらも、彼との結婚を夢見る日々を送っていたのでした。

妻子がいる彼との交際は、平日の夜に限られ、ふたりでゆっくりと旅行を楽しむのも、年に一度あるかどうかといった状態。それでも毎年、彼との旅行を楽しみにしながら、あいかわらず職場では、表向きは上司と部下の関係を演じていましたが、そろそろ周囲の人たちからも噂が立つようになり、気まずい思いをすることが頻繁になっていきました。

いつになったら結婚できるのだろうと、佳代が焦りを感じ始めても、彼からは「今はまだ妻との話し合いがついていない」「まだ結婚するタイミングではないから」などと言われて、はぐらかされるばかり。

ついに彼が定年退職を迎えることになり、これからは周囲の目を気にすることなく堂々と交際できると思った矢先に、彼からは「今さら妻と離婚するつもりはない」と衝撃の告白をされて、20年もの長い年月をかけて育んだ関係も、あまりにも身勝手な彼の一方的な発言によって、破局することになってしまったのです。

これから結婚相手を見つけて、子どもを産むには、不可能ではないけれど、明らかに遅すぎる年齢です。佳代にとって、彼との20年はいったい何だったのでしょう？

佳代は彼に対する激しい怒りと悔しさのあまり、精神のバランスを崩して、彼を訴える気力もなくしてしまい、それ以来、会社も休みがちになり、やがて引きこもりの生活となってしまったのです。

事例2

ひとり娘のために仮面夫婦を演じる芽衣のケース

誰もが知っているような大手企業に入社し、同期の夫と、周囲もうらやむような大恋愛の末に結婚した芽衣。夫の収入だけで十分にやっていける経済状態だったので、専業主婦としての優雅な生活に憧れる気持ちもあったけれど、大手企業での自分のキャリアを捨てがたいとも思っていました。

結婚後まもなく妊娠が発覚して、初孫ということで、自分の両親からも孫の誕生を期待されていましたが、残念なことに流産してしまいました。流産を経験した後は、なかなか子宝に恵まれず、夫婦で話し合った結果、不妊治療に踏み切ることにしたのです。

何年にもわたる、つらく苦しい不妊治療の末に、ようやくひとり娘を出産して家族が増えたことで、大手企業のキャリアをあきらめた芽衣も、家庭生活には満足していました。

ところが、そのひとり娘が名門小学校を受験するころになって、あろうことか、夫の浮気が発覚したのです。それまでの芽衣は、夫婦関係に何の不満もありませんでしたが、夫は、そうではなかったのでした。

浮気が発覚してからはケンカが絶えず、夫婦関係はぎくしゃくして、修復不可能なまでに愛情も冷め切ってしまいましたが、ひとり娘の小学校受験のためだけに、表向きは仲睦まじい夫婦を演じるようになっていったのです。

週末も夫と出かけることがなくなってしまった一方で、夫は、ひとり娘をまるで小さな恋人のように扱って、一緒に外出しては、娘の欲しがるものを買い与えて甘やかしていったのです。

当然、夜の夫婦生活もなくなり、夫は芽衣が知らない世界で恋愛を楽しんでいるにもかかわらず、「娘の将来のために、お前とは離婚しない」と夫から宣告され、芽衣は、女として、妻としてのプライドをズタズタに引き裂かれる思いがしました。


そんな中でも、ひとり娘は名門と言われる有名私立小学校に無事合格し、両親の愛情を受けて順調に育っていると思われていましたが、あるとき、気がかりな出来事に遭遇してしまったのです。娘が小学校高学年になったころ、トイレで嘔吐していたのを見つけて、「具合でも悪いの？」と、心配になって声をかけました。

娘は不機嫌な表情のまま何も語らず、芽衣の顔も見ずに、そのまま自室に入っていきました。娘の異変にすっかり動揺して、夫に相談したのですが、「たまたま具合が悪かっただけだろ？　口をきかないのは、お前の教育が悪いからだ。仕事で疲れているんだ、余計なことで煩わせるな！」と、取りつく島もありません。

娘はそれ以来、芽衣とは口をきかなくなり、母娘の関係すらも悪化していく始末。日に日にやせていく娘を「パパが心配しているから」と、何とか説得して病院に連れて行ったところ、「摂食障害」の診断を受け、通院治療が始まったのです。

「摂食障害」という病気のせいで、娘は以前にも増して情緒不安定になり、中学受験が危うくなってきました。夫からは、母親失格のレッテルを貼られ、ひとり娘からも無視される日々。家族のために輝かしいキャリアを捨て、女として、妻としての幸せすらもあきらめ、ただ「娘の幸せのために存在する母親」という役割を務めるためだけに生きているような状態が続きます。

「私は何のために生きているのだろう？」と自問自答しても、虚しさが押し寄せるばかり。そんな不毛な生活のすき間を埋めるかのように、好きなブランド品を買い漁《あさ》ることで気持ちを紛らわせているうちに、多額のカードローンを抱えてしまったのです。

もちろん、専業主婦である芽衣に返済できるような金額ではありません。いつか夫にバレるのではないかと不安な気持ちを抱えながら、ひとりで悩むうちに、誰もいない昼間のキッチンで酒に溺れるようになっていったのでした。

いかがですか？　決して幸せとは言いがたいケースを2例紹介しましたが、彼女たちは、なぜそのような状況を甘んじて受け入れてしまったのでしょう？そこには、本人たちも気づかない理由が隠されていたのです。

理想のパートナーシップはどうすれば手に入る？

相談にこられる方の中には、パートナーシップを改善していくことができる方と、そうでない方がいらっしゃいますが、両者を比べてみると、明らかな違いがあるのです。

当たり前のように思えるかもしれませんが、パートナーシップを改善できる方は、**変化を怖れず、今すぐ行動できるのです。**

今この瞬間に、悩んでいるだけでは何も解決しません。もちろん、行動に移すまでには、勇気がいりますし、ある程度の時間も必要でしょう。それでも、できるだけ早く行動に移すことができれば、結果が出るのも、自然と早くなります。**人生という「命の時間」には、限りがあります。このまま、悩み続ける**

のか？　今から行動して変化していくのか？　決めるのは、あなた自身です。

次に、パートナーとの関係が劇的に改善した成功事例を紹介します。

この方は、相談にこられた当初は、とても思い詰めていらっしゃいました。幼いお子さんを連れて、離婚しようとしていたのです。離婚するために準備を進めていたのですが、だんだん自分ではどうすることもできないほどの強い不安に襲われて、私のもとへ相談にやってきたのでした。

事例3

幼い子どもを連れて離婚するしかないと思い詰めていた真奈美のケース

夫と一緒に、商店街の惣菜店を営む真奈美。世界的規模で流行した感染症の影響で、客足が遠のき、新しいメニューを開発しようとがんばっていました。何度も夫と話し合いをしましたが、夫との意見はすれ違ったまま平行線をたどる一方。

真奈美は、自分の意見が尊重されていないと、夫に対して不満を感じていました。夫との関係が微妙になってきただけでなく、最近では、長年勤めてくれているパートの従業員ともコミュニケーションがすれ違うようになり、真奈美ひとりで仕事を抱え込むことが多くなっていきました。

幼い子どもは保育園に預けていましたが、喘息の持病があって、熱も出しやすく、保育園から呼び出されることがたびたびありました。近所に夫の両親が住んでいたのですが、自分の代わりに迎えに行ってもらうのは気が引けるし、夫に頼むのが気まずくて、連絡があるといつも自分で迎えに行っていたのでした。

毎日の重労働と子育てに追われる日々に、精神的にも肉体的にも疲労が重なっていきました。このままでは、自分がダメになってしまうと思い、思い切って離婚を決意したけれど、どうしようもない不安に押しつぶされそうになり、カウンセリングを受けることになったのです。

真奈美は、カウンセリングで「あること」に取り組んだ結果、ご主人や従業員との関係が改善しただけでなく、なんと店の売り上げまで一気に伸びて、新しい従業員も雇えることになったのです。感染症の流行で、世の中が大変なことになっているこの時期に、同業の店が衰退していく中で、夫婦ふたりで協力し合い、どんどん店を拡大していったのです。

いったい、真奈美に何が起きたのでしょう？　気になりますよね？

その答えは、この本を読み進めていくうちにわかっていただけると思います。

次の第2章では、100のチェックリストで、あなたのタイプがわかります。自分を知ることで、これまで意識できなかった、あなたの恋愛やパートナーシップの依存の傾向が見えてきます。今後、どのように取り組んでいったら、理想のパートナーシップを手に入れることができるのかが、明らかになっていきますので、楽しみながら取り組んでみてください。

chapter 2

あなたの恋愛依存タイプは？

――100のチェックリストで判定

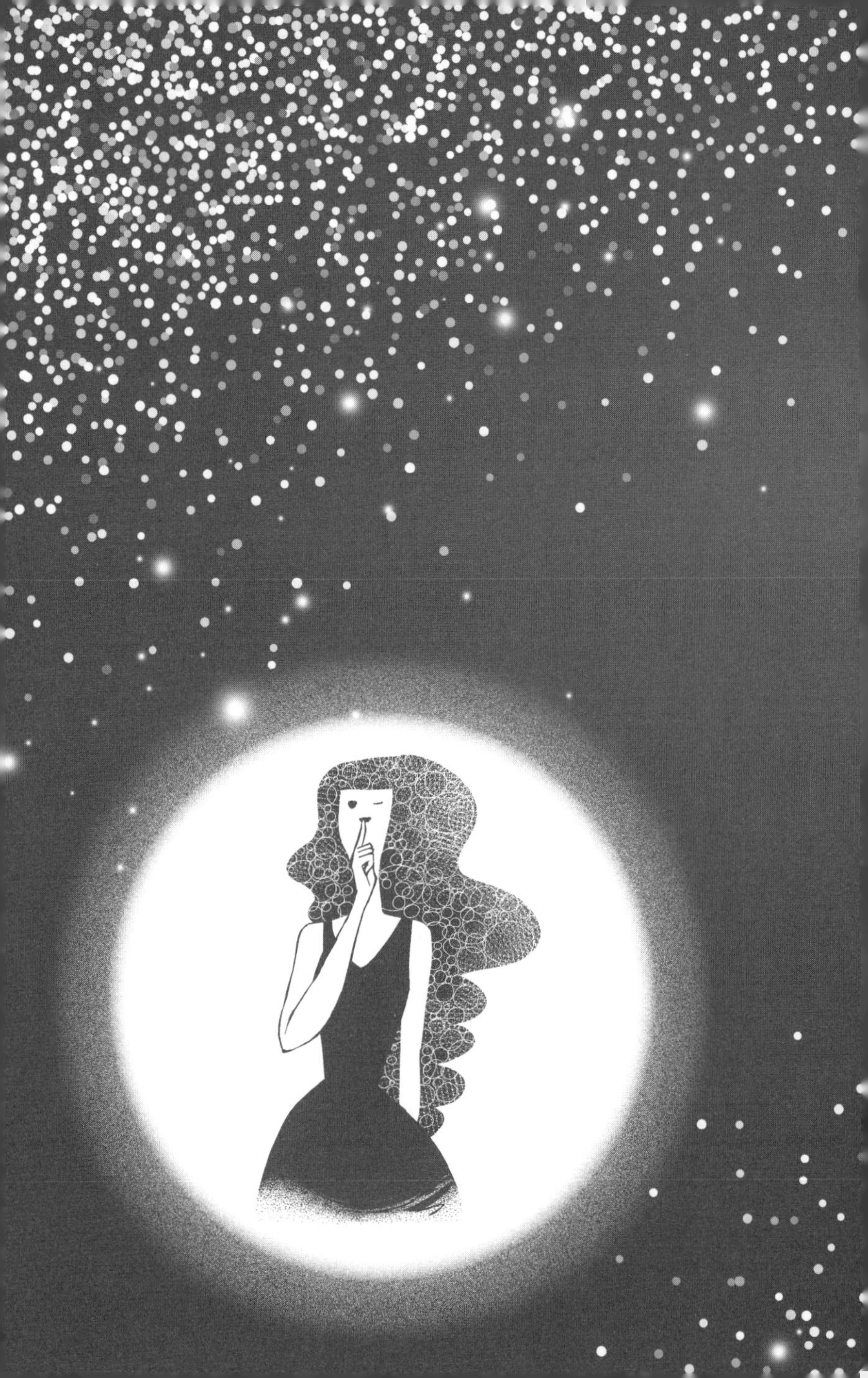

何となくパートナーに不満があったり、こうしてほしいという願いはあるけれど、別れを決断するほどでもない。それでもやっぱり、この先もこんな状態が続いていくのかと思うと、気が重くなったりしますよね？　そのモヤモヤの正体を、あなたは知りたくはありませんか？

実はそういったお悩みには、人によって傾向があるのです。本章では、あなたの傾向を100のチェックリストで、明らかにしていきます。当てはまるものにチェックをつけてみてください。中には胸がチクッと痛くなるようなチェック項目があるかもしれません。無理に進める必要はありませんので、できるところだけでかまいません。あなたの現在地を知るために、まずはゲーム感覚で気軽に取り組んでみてください。

また、内容が特殊で「ちょっと自分には当てはまらないかな……」といったチェック項目もあるかもしれません。その場合は、「もし自分がそのような状況に置かれた場合はどうするか？」という視点で取り組んでみてください。また、もしあなたが男性だったら、女性になったつもりで、あるいはあなたのパートナー（妻）になったつもりで答えてみてください。

100のチェックリスト

1 □女は尽くしたほうがモテると思う。
2 □気が利くほうだと言われる。
3 □彼（夫）が困っていると、自分が何とかしてあげたいと思う。
4 □彼（夫）の借金を肩代わりしたことがある。
5 □彼（夫）に許可なく部屋を片付けて、怒られたことがある。
6 □元彼（夫）に「お母さんみたい」と言われたことがある。
7 □こちらが面倒を見たつもりなのに、迷惑がられて文句を言われることがある。
8 □両親の仲が悪く、幼いころから仲裁役を務めてきた。
9 □お母さんの愚痴を聞いて育った。
10 □お付き合いする人がだんだんダメンズになっていく。

11 □長女である。または、きょうだいの中で長女の役割をしてきた。

12 □頭ではわかっているのに彼(夫)とケンカしても自分から謝れない。

13 □もっとこうしたほうがいいと、アドバイスするのが得意。

14 □収入が高くなければ、お付き合い(結婚)する男性としては不合格。

15 □誰かに負けるのは、絶対にイヤ。

16 □医師や弁護士、外資系企業などに勤めるようなステータスの高い彼に憧れる。

17 □職場には私よりも優秀な男性がいないと思う。

18 □母親が家族のルールブックだった。

19 □親がエリートで、常に良い成績であることを求められて育った。

20 □彼(夫)のファッションが気に入らない。

21 □彼(夫)が思い通りに動いてくれないのでイライラする。

22 □飲み会などのイベントは自分が仕切ったほうがうまくいくと思う。

23 □好きでもない人から好かれて困っている。

24 □彼(夫)にイヤなことをされても、はっきりイヤと言えない。

25 □大勢の前で自分の意見を言うのが苦手。

26 □何をするにも自信がなく、大事なことは、誰かに決めてもらいたいと思う。

27 □これといった趣味がない。

28 □みんなと同じだと安心する。

29 □彼（夫）とケンカになると言い返せなくてがまんしてしまう。

30 □何かを決めるときは、占い師に頼ってしまう。

31 □結局、権力のある人物に従っていたほうが楽だと思う。

32 □自分と違う意見を言われると、自分が否定されたように感じる。

33 □良妻賢母の古風な女性像に憧れる。

34 □恋愛中は彼のことで頭がいっぱいになってしまう。

35 □結婚願望が強いほうだと思う。

36 □彼（夫）にわかってもらえないのが辛い。

37 □彼に浮気されて別れることが多い。

38 □ディズニー映画のような、心がときめく恋愛がしたい。

39 □父親が忙しく、めったに家にいなかった。

40 □彼（夫）を理解できるのは私しかいないと思う。

41 □彼（夫）から嘘をつかれたり、ごまかされることが多い。

42 □ふたりの間に秘密があってはいけないと思う。

43 □親の意向で女子校にしか進学できなかった。

44 □家風に合わない男性とのお付き合いが許されない。

45 □自分と一緒にいないときは、彼（夫）に浮気されているのではないかと不安になる。

46 □お付き合いする男性がひとりしかいないのは寂しい気がする。

47 □妻子持ちの男性にしか興味が持てない。

48 □彼（夫）の既読スルー、未読スルーは死ぬほど耐えられない。

49 □こっそり彼（夫）のＬＩＮＥを見たことがある。

50 □彼（夫）でなくても、人から嫌われるのが怖い。

51 □今の彼（夫）といつ別れてもいいように常にスペアを用意していたい。

52 □同時に複数の男性とお付き合いしたことがある。

53 □彼（夫）から連絡がないと不安になる。

54 □もしも彼（夫）と別れてしまったら、二度と恋愛（結婚）はできないと思う。

55 □寂しさに耐えられず見知らぬ男性と一夜限りの関係を持ったことがある。

56 □周囲の人から交際を反対されることが多い。

57 □初体験は早かったと思う。

58 □自分は、ほかの人より目立つと思う。

59 □交際期間が短く、だいたい3か月以内で終わる。

60 □浮気されないようにGPSを使って彼（夫）を監視していたい。

61 □友だちの彼を奪って友情が壊れたことがある。

62 □最新のファッションや流行に敏感。

63 □女の敵は女だと思う。

64 □なぜか問題がある男性とお付き合いすることが多い。

65 □自分の意見が尊重されないことが多い気がする。

66 □魅力的だと言われることが多い。

67 □どうして私ばかりがこんなにも不幸なのだろうとつくづく思う。

68 □解決しなければならない問題が長引いている。

69 □私の周りには意地悪な人が多いと思う。

70 □私さえがまんすればこの場が収まると思って言いたいことをのみ込んでしまう。

71 □彼（夫）と一緒にいても常に顔色をうかがっているので疲れる。

72 □渡る世間は鬼ばかりだと思う。

73 □彼（夫）が不機嫌だと私が何か悪いことをしたのではないかと思う。

74 □私の人生は辛いことばかりで最悪だと思う。

75 □彼（夫）が不機嫌な理由を怖くて聞くことができない。

76 □ヤンチャな男性とお付き合いしたほうが人生は面白いと思う。

77 □周りの人からネガティブだと言われる。

78 □いつもと同じ生活リズムを乱されたくないという思いが強い。

79 □「場の空気を読め」と言われたことがある。

80 □スポーツをするなら団体より個人競技のほうが向いていると思う。

81 □そもそも話し合うのが億劫に感じる。

82 □今までにわかり合える人間関係を体験したことがない。

83 □悩みを打ち明けられるほど心を許せる人間がいない。

84 □会社のランチタイムはひとりで過ごしたい。

85 □人と目を合わせて会話ができない。

86 □新しい人間関係をつくるのが苦手。
87 □そもそもパートナーと話し合いが成立しない。
88 □恥をかくのは死ぬほどイヤだと感じる。
89 □ストレスを受けると記憶をなくすほどお酒を飲んでしまう。
90 □親のようにはなりたくないと思う。
91 □家族や身近な親戚の中で自死した人がいる。
92 □みんなが正しいことをするべきだと思う。
93 □将来に希望が持てない。
94 □こんな私と付き合ってくれるのは彼（夫）しかいないと思う。
95 □なかなか良い職場に恵まれず仕事を転々としている。
96 □親の許可がないと何もできない環境で育った。
97 □自分の存在価値について悩むことがある。
98 □親孝行ができなくて肩身の狭い思いをしている。
99 □美しさにこだわりがあるので美容整形を繰り返している。
100 □ときどき消えてなくなりたいと思う。

いかがでしたか？　それではチェックがついた項目を数えてみてください。

①1〜11にチェックが多かった人は、私は世話好き！「長女ケアラータイプ」。

②12〜22にチェックが多かった人は、私がルールブック！「女王様タイプ」。

③23〜33にチェックが多かった人は、あなたにすべておまかせ！「丸投げタイプ」。

④34〜44にチェックが多かった人は、ファンタジー大好き！「スピ系女子タイプ」。

⑤45〜55にチェックが多かった人は、ひとりの寂しさに耐えられない！「ウサギちゃんタイプ」。

⑥56〜66にチェックが多かった人は、私は演技派！「女優タイプ」。

⑦67～77にチェックが多かった人は、不幸が大好き！「悲劇のヒロインタイプ」。

⑧78～88にチェックが多かった人は、ひとりが気楽！「人見知りタイプ」。

※89～100にチェックが多かった人は、心が不安定になってしまっている、深刻なケースです。このあとの章でも説明しますが、なるべく早めに信頼できる医療機関やカウンセリングなどを受けられることをお勧めします。

これらの8つタイプは、人によって、はっきり分かれることもありますが、たいていは複数のタイプが混在しています。厳密に考えすぎずに、「自分にはこんな要素もあったんだ～」と気軽に受け止めてくださいね。次の章では、それぞれのタイプについて解説していきます。

chapter 3

人は8つの恋愛依存タイプに分けられる

──各タイプの特徴と依存の傾向

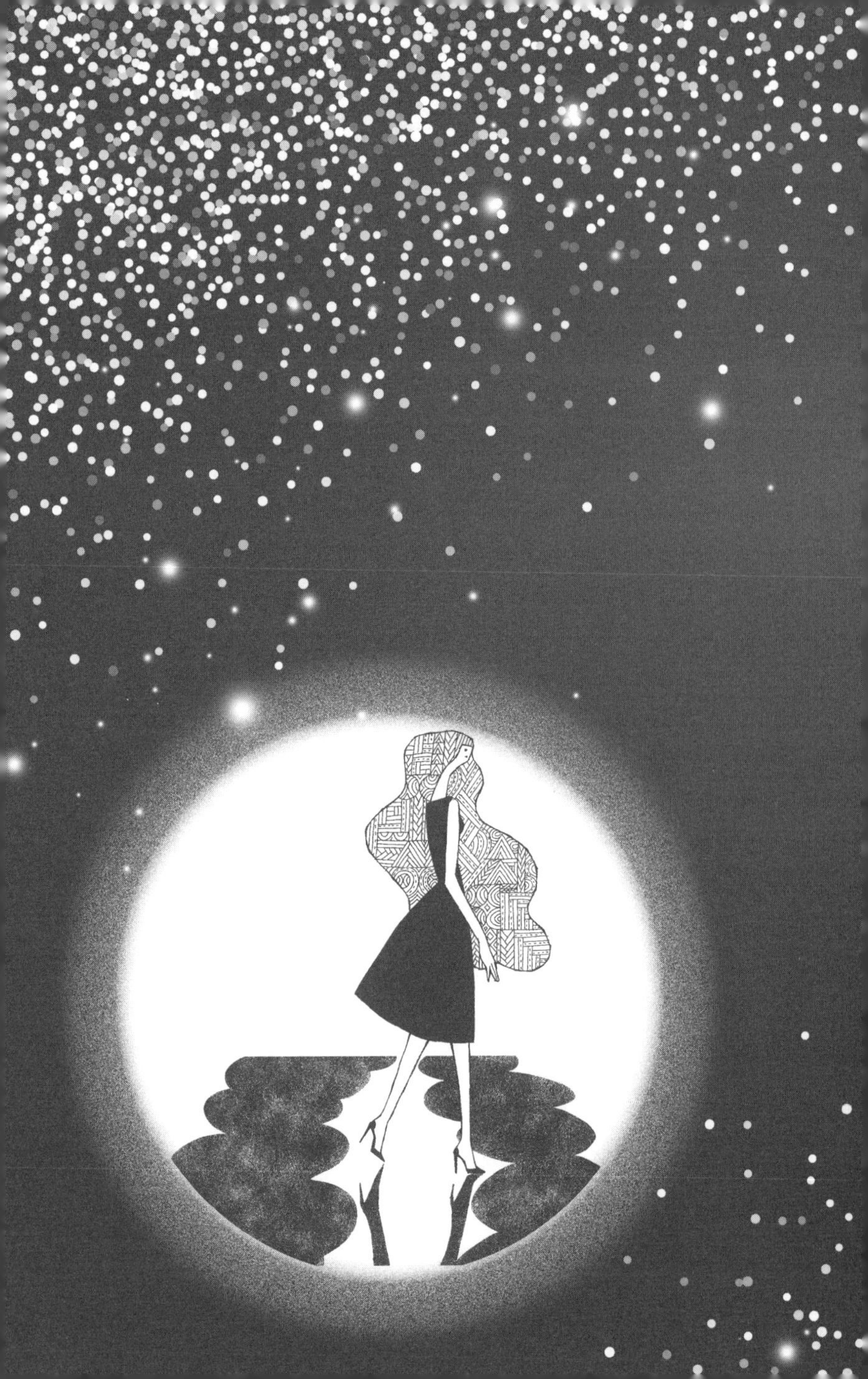

第2章の100のチェックリストはいかがでしたか？

本章では100のチェックリストから導き出した結果から、あなたの恋愛や夫婦のパートナーシップの依存の傾向が丸見えになってしまうかもしれません。心の準備は大丈夫ですか？

ここでは、8つのタイプに分類してありますが、**実際には、いくつかのタイプが混ざり合っていることのほうが普通だと思いますので、あまり型にはめすぎずに、気軽に楽しんでくださいね。**

チェックリストの結果を見て、「これは私に当てはまらない」と感じるかもしれませんし、「そんな私がいるかも」といった具合に、新しい発見があるかもしれません。

基本的には、あなたが受け入れられる情報だけを受け取っていただいてかまいませんが、**違和感を楽しむくらいのほうが、あなたの知らない可能性が開い**

ていくと思います。

あなたの傾向がわかれば解決方法も見えてきますので、ぜひ参考にしてください ね。それでは、見ていきましょう!

1〜11
にチェックが
多かった
あなたは

私は世話焼き！「長女ケアラータイプ」

あなたは、人の気持ちを敏感に察知することが得意で、よく気がついて、誰よりも先回りして行動できる能力があるようです。きょうだいの中でも「長女」のポジションだったのではないでしょうか？

世話好きなケアラータイプのあなたは、彼や夫のことを考えると、つい心配になって「私がいないと、この人はやっていけない」と思い込んでいるかもしれませんね。自分のことよりもパートナーのお世話を優先してしまうので、**ケアラーなのに、あなた自身のケアがおろそかになりがちです。**人の何倍も動き回って、疲れ切ってはいませんか？

このタイプは、とても面倒見が良いタイプです。実際には「長女」ではなくても、あなたの下にきょうだいがいたり、家族の誰かのケアをしてきたことで「長女」らしい役割をこなしてきたのではないでしょうか？　**このタイプは真面目な優等生であることが多く、責任感が強い傾向があります。**

完璧であることを目指して、自分に高いハードルを設定しているので、いつも努力していなくてはいてもたってもいられず、**自分のできていない部分を見つけると、苦しくなってしまいませんか？**

「長女ケアラータイプ」のあなたは、もしかしたら、**医療や介護、福祉や教育の分野で活躍しているかもしれませんね。**人を助ける使命感に燃えて、真面目に仕事に取り組んでいる姿が目に浮かぶようです。きっと、周囲の人たちからは、気配り上手で有能な人だと思われて、期待されているはずです。

ところが、そういうあなたの「がんばり」が、度を超えてしまうと、ある日、突然、体調を崩して倒れてしまったり、いきなり燃え尽きて、無気力になってしまったりする可能性があります。それでも責任感の強いあなたは、自分が動けなくなってしまったときでさえも、「こんなことで迷惑をかけて、みんなに申し訳ない」と自分自身を責めてしまうでしょう。

そんなあなたのパートナーは、とても甘え上手で、人たらしな方でしょう。中には、本当に世話の焼ける「ダメンズ」に悩まされている方もいらっしゃるかもしれません。パートナーが経済的な問題や健康面での問題を抱えていても、ついつい世話を焼きたくなって、自分を後回しにしてでも、何とかしてあげたくなったりと、**母性本能をくすぐられることに弱く、ダメなパートナーほど、なぜか惹かれてしまったり、離れられなくなってしまうでしょう。**

1〜11にチェックが多かったあなたは

私は世話焼き！「長女ケアラータイプ」

真面目で責任感が強い。
世話好きな性分から自分のことよりもパートナーを優先してしまいがち。
がんばり屋さんなので、
突然体調を崩したり、燃え尽き症候群に陥ったりすることも。

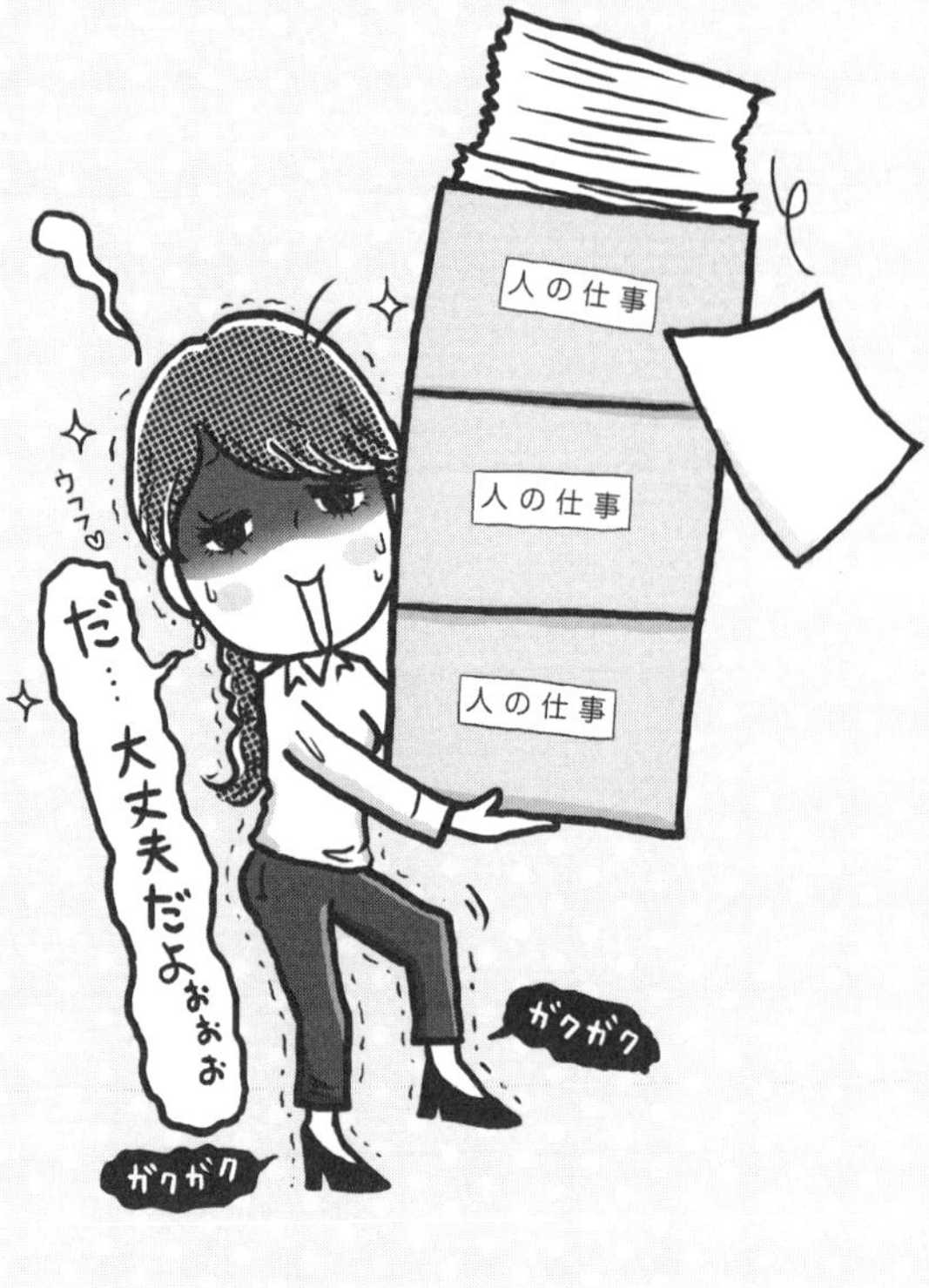

12〜22にチェックが多かったあなたは

私がルールブック！「女王様タイプ」

規則を大事にして、「こうでなければならない」「こうあるべき」という信念が強い「女王様タイプ」でしょう。そんなプライドの高いあなたは、**思い通りにならないことが多くて、日々、ストレスを感じているかもしれません。**

何かを達成するために、リーダーシップを発揮しなければならない場面では、とても頼れる存在だと周囲から認識されているはずです。恋愛や夫婦関係においても、**あなたが主導権を握っていることのほうが多いのではないでしょうか？** あなたの頼もしさに、パートナーだけでなく、周囲の人も尊敬の念すら抱いているかもしれませんね。

プライドが高くて負けることが大嫌い。だからこそ、人並み以上のスキルや資格を身につけている方が多いのではないでしょうか？　あなたがいるだけで、その場の空気が引き締まるようなオーラを放っているので、何もしていなくても、**ひときわ目立つ存在として、一目《いちもく》置かれていることでしょう。**

そんなふうに堂々としていて力強いイメージがある一方で、○○恐怖などの強迫観念を持っている方もいらっしゃるかもしれません。自信家に見えて、意外と弱い部分を持ち合わせていることがありそうです。

不安を感じやすいぶん、あなたを「ルール好き」にしているのかもしれないのです。もしかしたら、急な出来事に対応することが苦手なのではありませんか？　だからこそ、あらかじめルールをつくって準備しておきたいのかもしれません。**「～しなければ」「～すべき」などのルールを大切にするあまり、心の柔軟性が失われている可能性があります。**

リーダーシップを発揮することが得意な「女王様タイプ」のパートナーになりやすいのは、あなたの主張を受け入れて、サポート役に徹してくれるような、口数が少ない優しめの方が多いでしょう。**そんな優しいパートナーに、あなたは、ときどき「頼りない」と感じることがあるかもしれません。**

お相手が優しいことにあぐらをかいて、ついつい要求が多くなってしまいがちです。パートナーは、笑顔の裏で悲しい思いをしているかもしれませんから、関係を長続きさせたいのであれば、ときどき、あなたの行動を振り返ってみるようにしてくださいね。

12～22にチェックが多かったあなたは

私がルールブック！「女王様タイプ」

強い信念と、高いプライドを持つ女王様。
抜群のリーダーシップを発揮するから、
いつも周囲から一目置かれ頼られる存在。

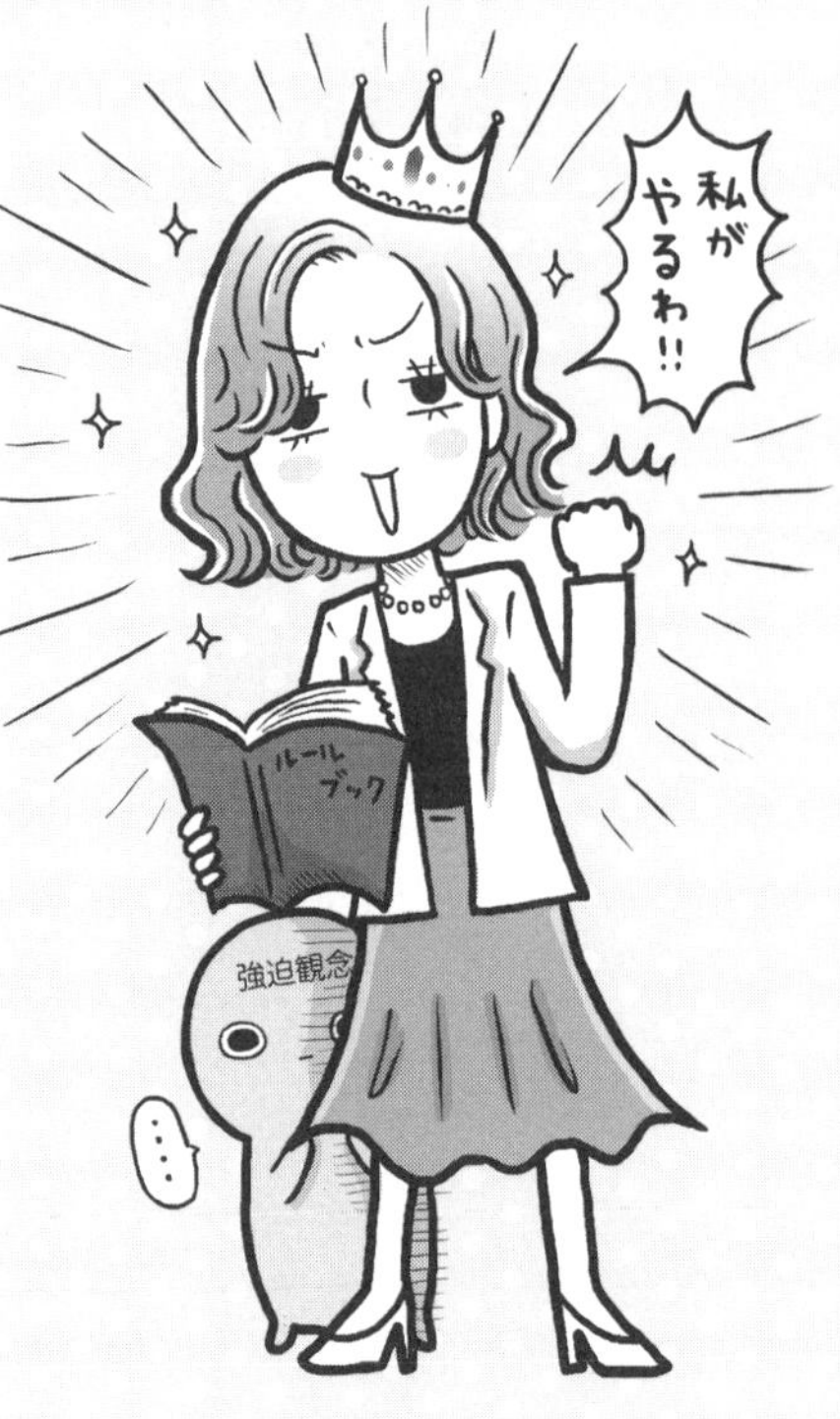

23〜33
にチェックが多かったあなたは

あなたにすべておまかせ！「丸投げタイプ」

何事も自分で決めるのが苦手で、誰かに決めてもらいたいと感じることはありませんか？　あなたは、とても素直で、おとなしく、**「ヒツジ」のように従順なのですが、「あなたはどう思う？」などと、意見を求められると、とたんに言葉に詰まってしまうことがあるのではないですか？**

何となく周りの人の意見に流されてしまい、どことなくフワフワした印象を持たれてしまいがちのようです。人当たりはいいのですが、このタイプの方は、「何を考えているかわからない」と思われて、誤解されてしまうこともありそうです。

素直で従順なだけに、言われたことはキチンとこなしますが、内心「やりたくないなぁ」と思っていることでも、**頼まれれば「イヤ」とは言えずに、何となく引き受けるハメに陥って、困ってしまうことはありませんか？**

キャパシティー以上の仕事を引き受けて、どうにもならなくなっても、あなたが「Ｎｏ！」と言って断らないので、何でも引き受けてくれる人だと思われて、いろいろなことを頼まれるかもしれません。

そんな従順で優しいあなたのパートナーは、**あなたに代わってリーダーシップを発揮する頼もしいタイプでしょう。**あなたが迷ったり悩んだりすることでも、パッと一瞬で判断して突き進んでいくような、行動力があるお相手に、あなたは魅力を感じるでしょう。

その一方で、**あなたがなかなか「Ｎｏ！」と言わないのをいいことに、**

都合のいいように利用されてしまうかもしれません。また、「Ｎｏ！」が言えず、押しに弱いので、好きでもない人から「好き」と言われてしまうと、あまり関心がなかったお相手とでも、交際がスタートするかもしれません。

パートナーシップでは、お互いを尊敬し合えて、バランスがとれていれば問題ないのですが、ひとたびそのバランスが崩れてしまうと、「王様と奴隷」のような主従関係になりがちなので、注意が必要です。

23〜33にチェックが多かったあなたは

あなたにすべておまかせ！「丸投げタイプ」

自分で物事を決断するのが苦手で、人に流されやすい。
頼まれるとイヤと言えないので、損な役も引き受けてしまい、
都合のいい人にされることも。

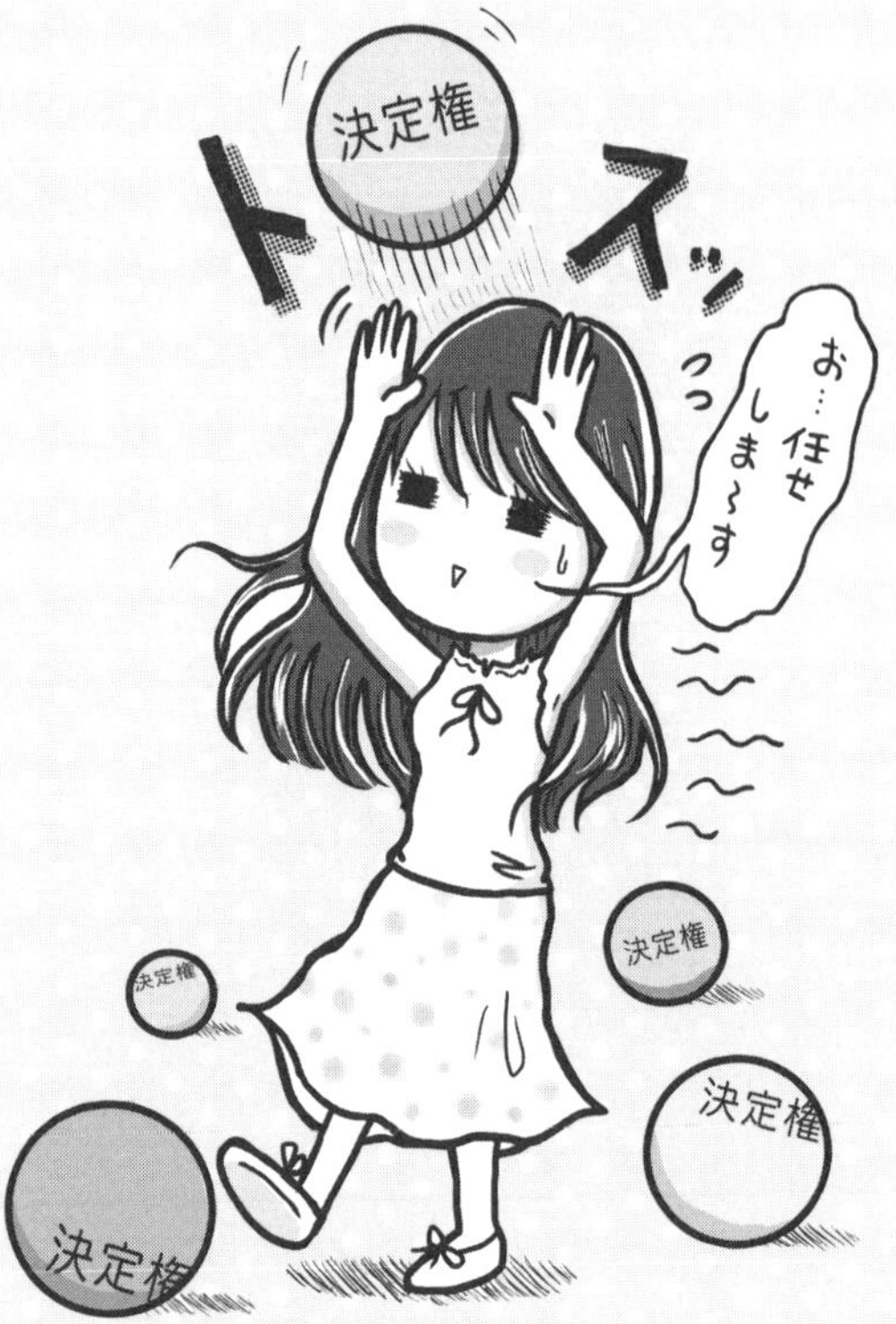

34〜44にチェックが多かったあなたは

ファンタジー大好き！「スピ系女子タイプ」

空想の世界やスピリチュアルな世界が大好きなあなたは、これまでに、たくさん傷ついてきたのではありませんか？　幼いころから繊細で、集団生活になじめず、病気がちで、学校を休む期間が長かったという方もいらっしゃるかもしれません。

あなたが傷つきやすいのは、目の前の人の痛みを自分の痛みのように感じてしまうほどの、共感性の高さと繊細さを持ち合わせていたからなのでしょう。**いわゆる「HSP」と呼ばれる部類に入っていると思われます。**

とても純粋な感性の持ち主で、この世界に邪悪なものが存在するなど想像すらできないあなたは、普通の人よりも深く傷ついてきただけに、空想の世界に遊ぶことで、その心の痛みを癒してきたのかもしれません。それゆえに、現実を直視することが怖くて、見つめるのを避けてきたのではないでしょうか？

争うことや対立を好まないので、自分の欲求を通すことを「わがまま」だと思い込んでいるかもしれません。周囲の雰囲気を壊したくないあなたは、言いたいことも言えずに、言葉をのみ込んでしまうことが多いのではないですか？　**平和で理想的な世界に憧れているあなたは、人との「一体感」に、癒しや安らぎを感じることでしょう。**

そんな妖精のように繊細なあなたのパートナーは、**あなたと同じように、繊細で傷ついてきた「ヒーラー」や「カウンセラー」タイプの方でしょう。**お互いに同じ価値観を共有できる信頼感があるので、パートナーとの「一体感」を感じられて、安心できるのですが、**二人そろって、**

ファンタジーの世界にハマってしまうと、現実の生活がおろそかになってしまう危険性があります。

あなたは繊細なだけに、癒されたい欲求が強いので、いつもパートナーと一緒にいないと不安になってしまうかもしれません。しかし、あなたとパートナーは別の人格を持った人間であることを忘れないでください。

必ずしも、パートナーがあなたと同じことを考え、あなたと同じように感じているとは限らないのです。**「言わなくても、わかってくれる」と、期待することはやめて、伝えるべきことは、テレパシーや態度で示すのではなく、ちゃんと言葉にして伝えましょう。**

あなたは純粋すぎるのかもしれません。人を疑うことを知らずに、言葉を素直に信じて、詐欺に遭いやすい傾向もあるので、くれぐれも注意してください。ただでさえ傷つきやすいあなたが、さらに傷ついてしまう危険性があります。

34〜44にチェックが多かったあなたは

ファンタジー大好き！「スピ系女子タイプ」

繊細で、純粋な感性の持ち主。
争いや対立が苦手なので、
現実逃避によるファンタジーやスピリチュアルの世界に
沼ってしまうこともしばしば。

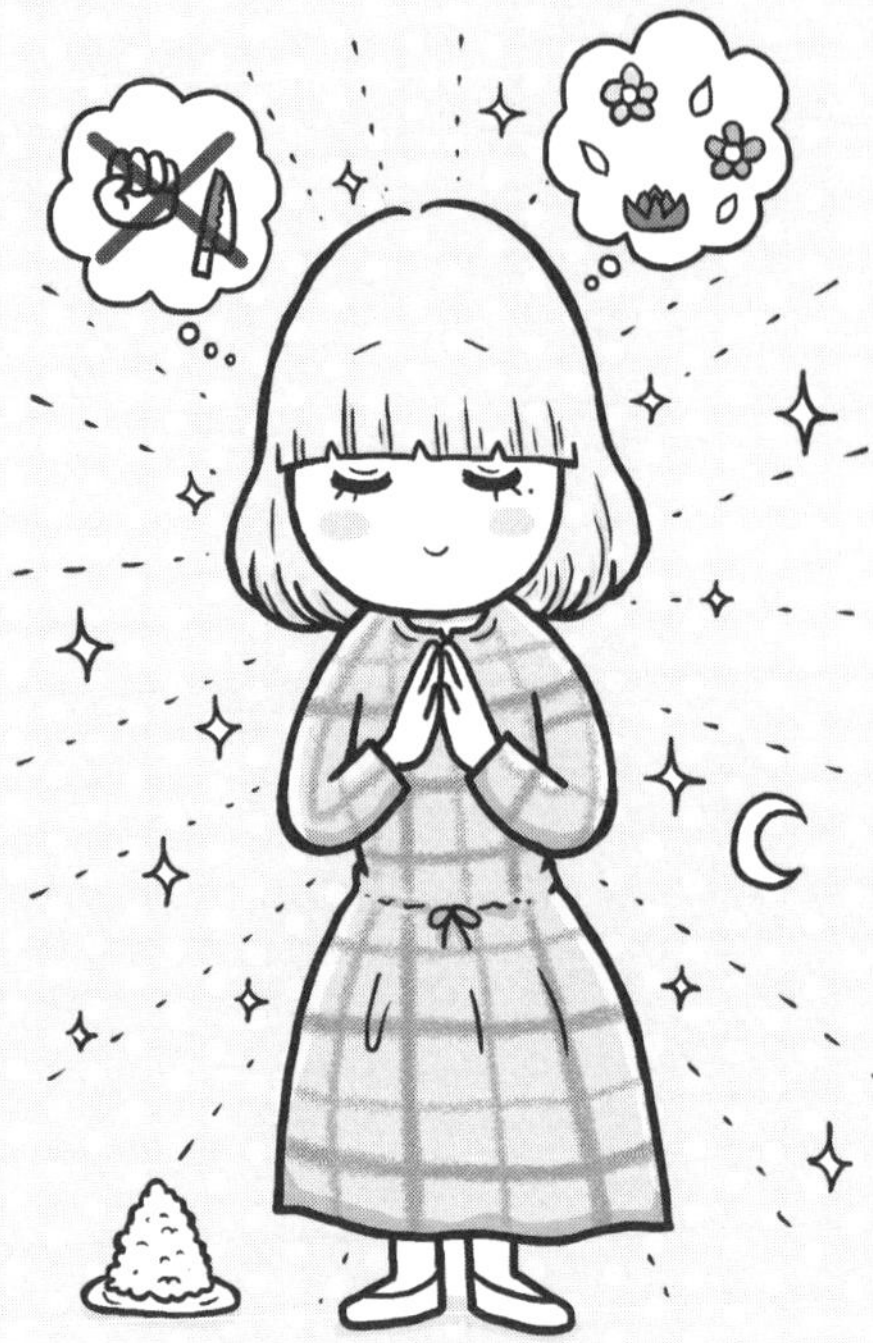

45〜55
にチェックが多かったあなたは

ひとりの寂しさに耐えられない！「ウサギちゃんタイプ」

ウサギは、寂しいと死んでしまうと言われる生き物です。あなたは、寂しさに耐えるのが難しいと感じていませんか？　いったん寂しさを感じてしまうと、お相手にも事情があることすら考えられず、**思い立ったら深夜でも、おかまいなしに連絡をとってしまうようなことはありませんか？**　帰りが少しでも遅くなると、心配で心配で、いてもたってもいられなくなり、鬼電の嵐になってはいないでしょうか？　心配もほどほどがいいですよね。

ひとりで夜を過ごしているときなどは、寂しさに耐えられなくなって、つい、夜の街にふらふらと出かけてしまいたくなることはありませんか？　そういった衝動を抑えられなくなってしまうあなたは、寂しさを埋めるための、ワンナイトラブに身を委ねてしまいがちです。

このように、ひとりの寂しさに弱いタイプには、性依存に陥りやすい方もいらっしゃるので、くれぐれも犯罪などの危険な目に遭わないように注意していただきたいと思います。

平穏な日常生活を退屈に感じてしまうことも多く、刺激を求めるあまり、「不倫」という不毛な関係にハマってしまい、大切な人生の時間をムダにしてしまう方もいらっしゃるかもしれません。

そんなあなたのパートナーになりやすい方は、子どもやお年寄りなど、弱い立場の人が困っているのを見ると放っておけずに、つい助けてしまうような、**献身的で、あなたに全力で尽くしてくれる優しい世話焼きタイプでしょう。**

お相手は良くも悪くもがまん強いタイプなので、あなたのわがままな要求にも、きっと喜んで応えてくれると思いますよ。**あなたに尽くすことに、生きがいのような達成感すら感じているかもしれません。**あなたの存在によって、自分の価値を感じることができるので、ひとたび恋に落ちれば、お互いに離れがたいパートナーになるでしょう。

あなたは感情が不安定になってしまうと、衝動を抑え切れずに、リストカットをしてしまったり、かまってほしくて、わざとほかの異性と夜を過ごしてみたり、**自己破壊的な行動で、周囲の人たちを混乱させてしまいそうです。**そのために、パートナーと「別れる」「別れない」の大ゲンカをして、泥沼の愛憎劇を繰り返すこともありえます。もしも、思い当たるのなら、傷つき、傷つけることが日常になっている怖れがありますので、お互いの傷を深めないためにも、早めに思考や行動を変えていく必要があるかもしれません。

45〜55にチェックが多かったあなたは

ひとりの寂しさに耐えられない！「ウサギちゃんタイプ」

極度の寂しがりやで、その寂しさを埋めるために、
ワンナイトラブに身を委ねてしまうこともある。
性依存に陥ったり、不倫など不毛な関係に身を投じてしまうことも。

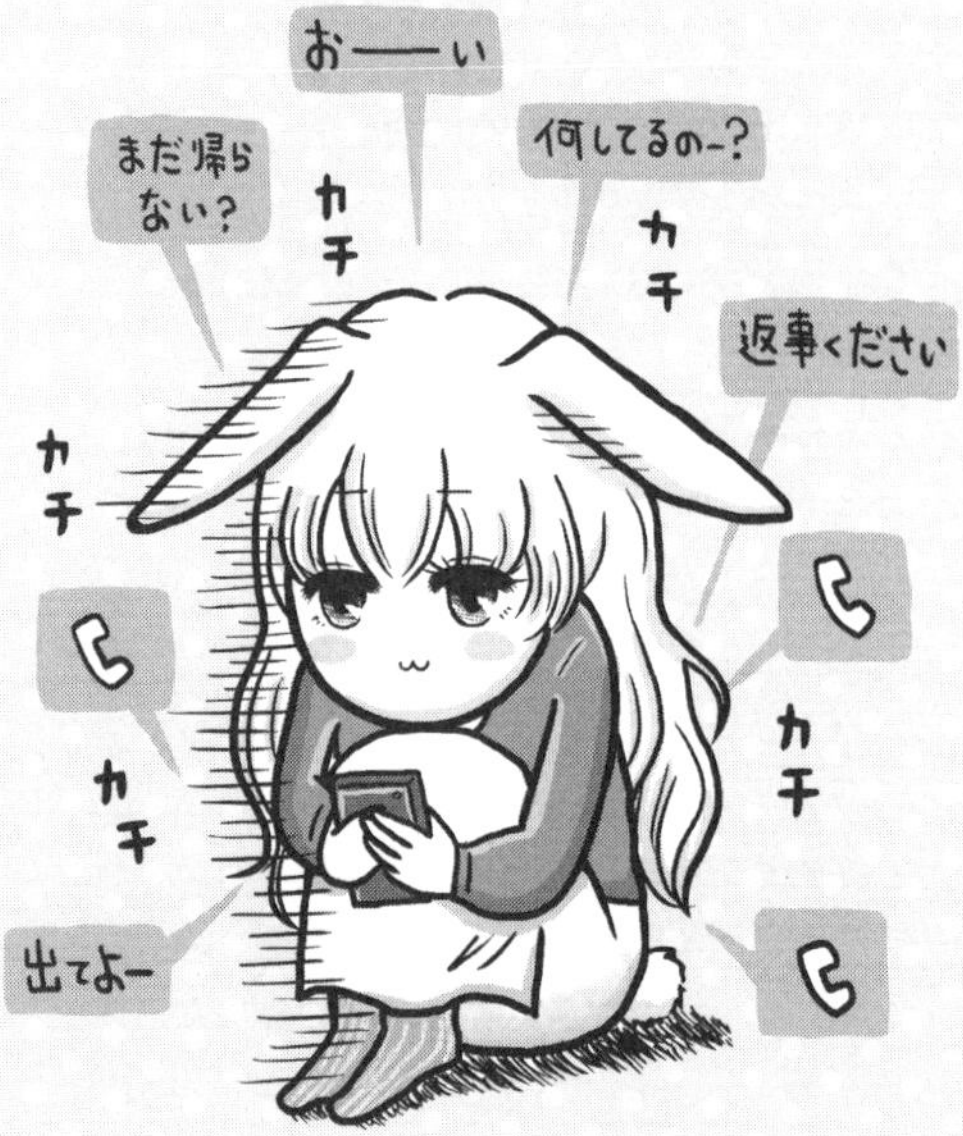

まだ帰らない？
おーーい
何してるのー？
返事ください
カチ
カチ
カチ
カチ
カチ
出てよー

56〜66にチェックが多かったあなたは

私は演技派！「女優タイプ」

あなたは、ほかの誰よりも美意識が高く、常に自分を美しく磨いていなければ気が済まないタイプかもしれません。美容や健康、ファッションに敏感で、常に最新の情報をチェックしては、**流行の最先端を行くリーダーとして、きっと周囲の人たちから注目を浴びているでしょう。**

外見の美しさだけでなく、ふるまい方にも気を使うことができるので、あなたという存在そのものに憧れている人も多いのではないでしょうか？「女優」という言葉は、あなたのためにあると思わせるほどの魅力があるでしょう。人から見られることを意識して、自分を磨く努力を惜しまないので、パートナーに求めるレベルも高いと言えます。

お付き合いはいつも「ひとめぼれ」で始まることが多いかもしれません。その代わり、少しでもお相手に違和感があると、あっさりと関係を断ち切ってしまうこともありそうです。お互いの欠点を受け入れながら、ゆっくりと関係を深めていくようなプロセスは、まどろっこしくてやっていられないと感じてしまうでしょう。

自分を磨き、美しさを保つことに気を使っているので、あなたの魅力にメロメロになる異性が続出しているはずです。お相手には困らないけれど、関係が長続きしない可能性があり、出会いと別れを何度も繰り返してしまう方もいらっしゃるかもしれません。

そんなあなたのパートナーは、社会的地位も経済力も兼ね備えた、いろいろな面で包容力のある「成功者」と言われるようなタイプでしょう。

お相手が、あなたの欠点や弱点も許し、ありのままのあなたを受け入れ、愛してくれるのなら何も心配はいらないと思いますが、**中には、あなたの外見にしか興味がないような、うわべだけの浅い関係しか築けな**

い人に出くわしてしまう可能性もあります。

「成功者」と称賛されるような、頼もしい男性であっても、外見を重視する、いわゆる「トロフィーワイフ」を求める人というのは、本当は自分に自信がなく、パートナーの美しさ、聡明さ、権力などによって、自分の劣等感を解消している場合があるのです。

パートナーが、あなたの外見を気に入っているだけなら、あなたに魅力を感じなくなったとたんに、関係が切れてしまうこともあります。お付き合いを始めるときは、注意深く、お相手の本質を見極めることが大切です。

たとえ、ドライで表面的な関係であっても、お互いが納得していればそれでよいのですが、その場合は、一緒に過ごしていても、あなたの価値観や気持ちを受け止めてもらえずに、不満を感じることが多くなってしまうでしょう。

56〜66にチェックが多かったあなたは

私は演技派！「女優タイプ」

美意識が高く、外見だけでなくふるまいも美しい女優タイプ。
自分を磨く努力を惜しまないから、お相手に困ることはない一方で、
パートナーに求めるレベルも高くなりがち。

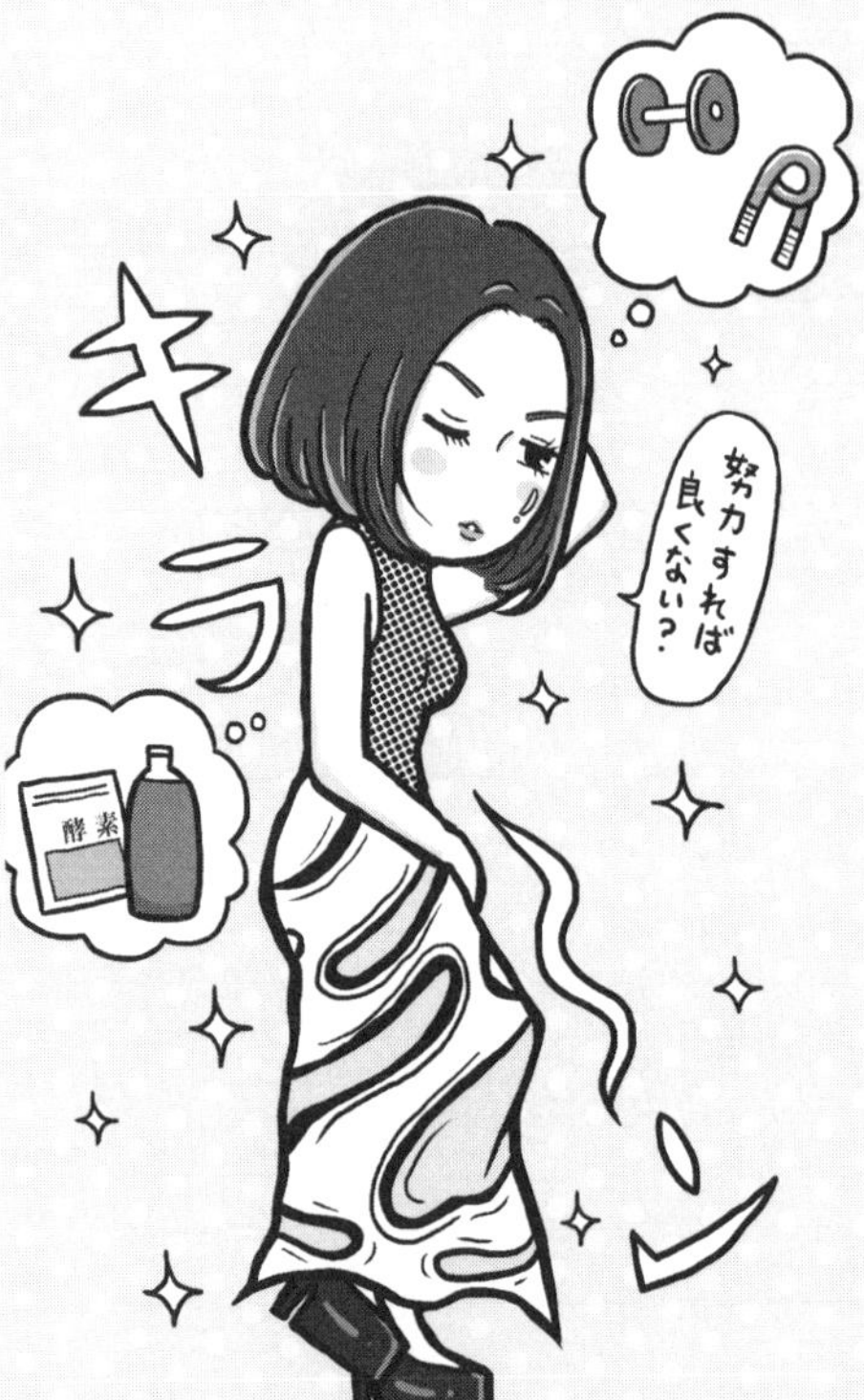

67〜77にチェックが多かったあなたは

不幸が大好き！「悲劇のヒロインタイプ」

あなたは、「自分の人生には、悪いことしか起きない」と思い込んでいませんか？

ふと気がつくと、誰かの尻ぬぐいをしていたり、いわれのない濡れ衣を着せられたり、ご近所トラブルに巻き込まれたり。**「どうして私はいつもこうなるんだろう？」と首をかしげたくなるような、危機的状況に身を置いていることが多いと自覚していませんか？**

このタイプの中には、闇金業者や借金取りが自宅に押しかけきて、生きるか死ぬかのハラハラドキドキするような状況でないと、毎日が退屈でつまらないと感じてしまう強者《つわもの》もいらっしゃるかもしれません。

あなたは、自分の出番がないと、「役立たず」だと感じてしまい、なぜか居心地が悪くなってしまうことがあるでしょう。自己肯定感がとりわけ低い傾向があるので、ついつい**「どうせ、私なんか」と自分をディスるような言葉を使ってしまうことにも、心当たりはないですか？** もし思い当たるのであれば、「自分には不幸がよく似合う」と、無意識では本気で思い込んでいるのかも。

問題だらけで、混乱している状況に身を置いてしまう体質のあなたは、「幸せ」を望みながらも、苦労続きで、なぜか不幸になっていく運命にあります。人間関係がもつれにもつれて、ドロドロの愛憎劇が繰り広げられる昼ドラに描かれる「悲劇のヒロイン」役がピッタリかもしれません。

そんなあなたのパートナーは、**あなたのアブナイ欲求を満たしてくれ**

る、ヤンチャな、反社会タイプかもしれません。あなたには、魅力的に見えると思いますが、あなたの異性を見る目は、根本的にエラーを起こしている可能性があります。

多額の借金があったり、お酒や薬物に溺れているなど、問題がこじれている状況ほど、あなたをイキイキとさせてくれるものはありません。一緒に過ごす期間が長くなるほど、お相手のわがままがエスカレートして、モラハラや暴力が激しくなっていく危険性もあります。

このタイプは、夫婦ゲンカが警察沙汰になるなど、本当に命の危険にさらされるような状況になることがあるので、いざというときにどこに助けを求めるかを、ふだんから真剣に考えておく必要があると思います。心身の危険を感じるときは、ためらうことなく、しかるべき場所に助けを求めてくださいね。

67〜77にチェックが多かったあなたは

不幸が大好き！「悲劇のヒロインタイプ」

**自己肯定感が低く、自ら進んで苦労を背負い、
カオスの状況に身を投じてしまう。
問題が噴出すればするほどイキイキとし始めるため、
異性を見る目も、エラーを起こしている可能性大。**

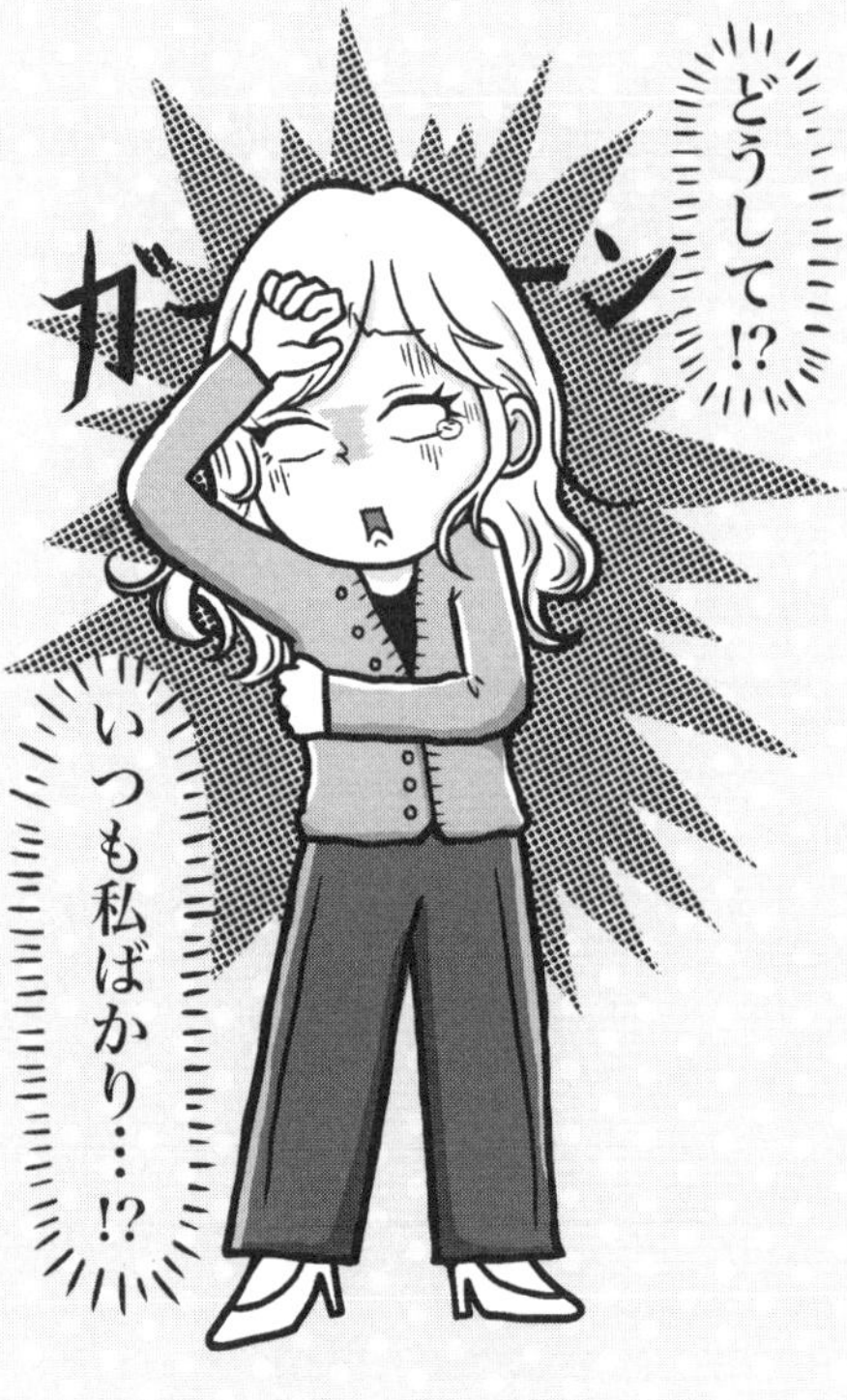

78〜88
にチェックが
多かった
あなたは

ひとりが気楽！「人見知りタイプ」

あなたは自他ともに認める「人見知り」で、集団行動や、大勢の人たちと騒ぐのが苦手ではありませんか？　ひとりが苦にならず、マイペースで生きていけるので、ある意味「たくましい」と言えるでしょう。

感情に流されることよりも理性のほうが優位に働いて、物事を理屈で理解しようとする傾向があり、**周囲の人との間に「見えない壁」をつくっていると思われているかもしれません。**

興味をそそられることには、脇目もふらずに没頭しやすいので、特殊な研究や芸術などの得意分野では優れた才能を発揮して、大きな功績を残すでしょう。職場では、その仕事ぶりに一目《いちもく》置かれていても、**世間話**

に加わることや、飲み会などで自己開示することが苦手なのではありませんか？

人によっては、「変わり者」のレッテルを貼られて、プライドがひどく傷ついてしまったことがあるかもしれません。だからこそ、余計に周囲の人との情緒的な心の交流を避けてきた方もいらっしゃるでしょう。

恋愛や結婚に関しては、古風な考え方の持ち主が多く、世間体を気にするので、愛はなくてもパートナーと一緒にいることを貫き通せるような、器用な一面を持ち合わせているかもしれません。

そんなあなたのパートナーは、あなたと同じように、ひとりが好きなマイペースで、**あなたの「ひとり時間」を尊重してくれて、いい意味で、放っておいてくれるような方がピッタリくるでしょう。**そのほどよい距離感が、あなたの聖域を守ってくれる役割を果たして、あなたはパートナーとの関係性に、より心理的な安全を感じられると思います。

共通の趣味や仕事などで、お互いに力を合わせて協力することができれば、人見知りのあなたも安心してお相手とコミュニケーションがとれるでしょう。阿吽《あうん》の呼吸で共同作業ができるような関係を築くことができたら、最高のパートナーになるかもしれません。

ただし、お互いに自分ひとりの世界に入ってしまって、コミュニケーションが少なくなってしまうと、そもそもふたりで一緒にいる意味がなくなってしまうかもしれません。

※残りの89〜100にチェックが多かった人は、それぞれのタイプが強化されています。

恋愛や夫婦関係に希望が持てなくて、ふさぎ込んでしまい、心や身体の調子を崩しているという方もいらっしゃるかもしれません。

悩みの重症度が高い状態と言えるので、もっと、あなた自身の心と身体の状態に意識を向けて、これ以上あなたご自身も、パートナーシップもこじらせないよう、早めに専門機関に相談して対処してくださいね。

78〜88にチェックが多かったあなたは

ひとりが気楽！「人見知りタイプ」

人見知りでマイペース。
変わり者とレッテルを貼られることもしばしばだけれど、
興味あるものには一直線に没頭するため、
研究や芸術などの得意分野で才能を発揮することも。

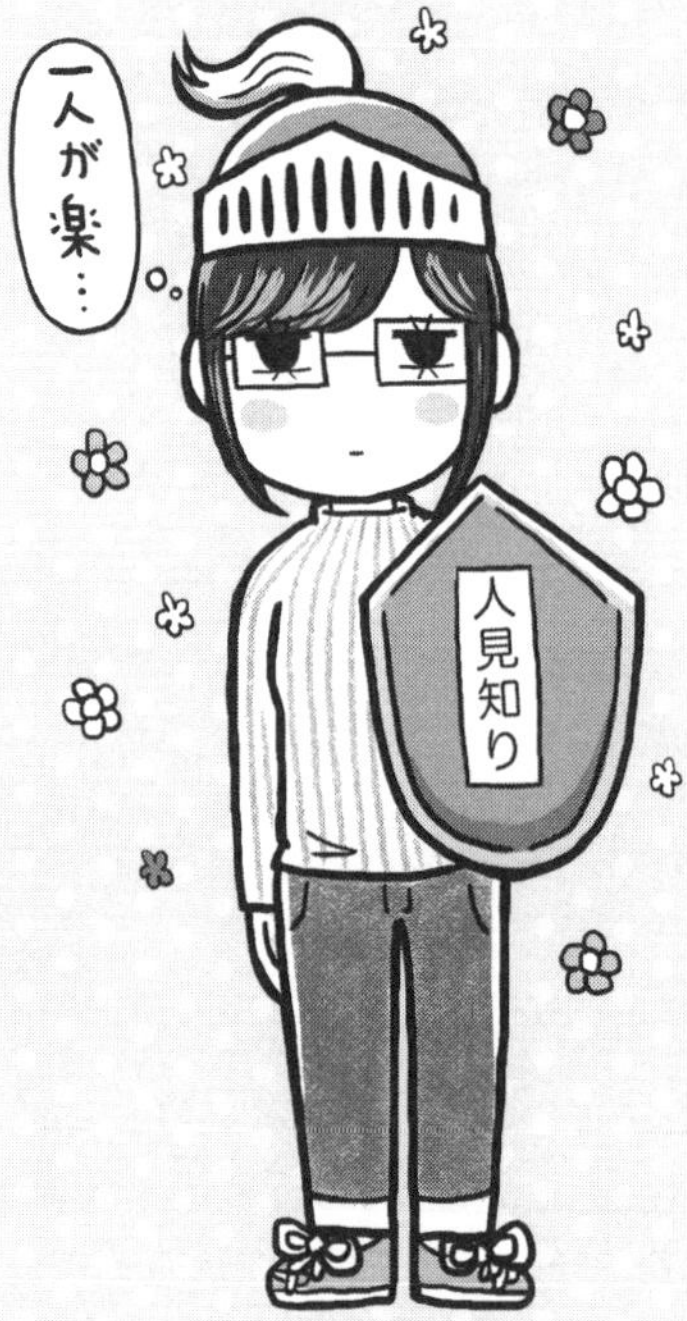

chapter 4

わかっているのに別れられない

——共依存という名の暗く深い沼

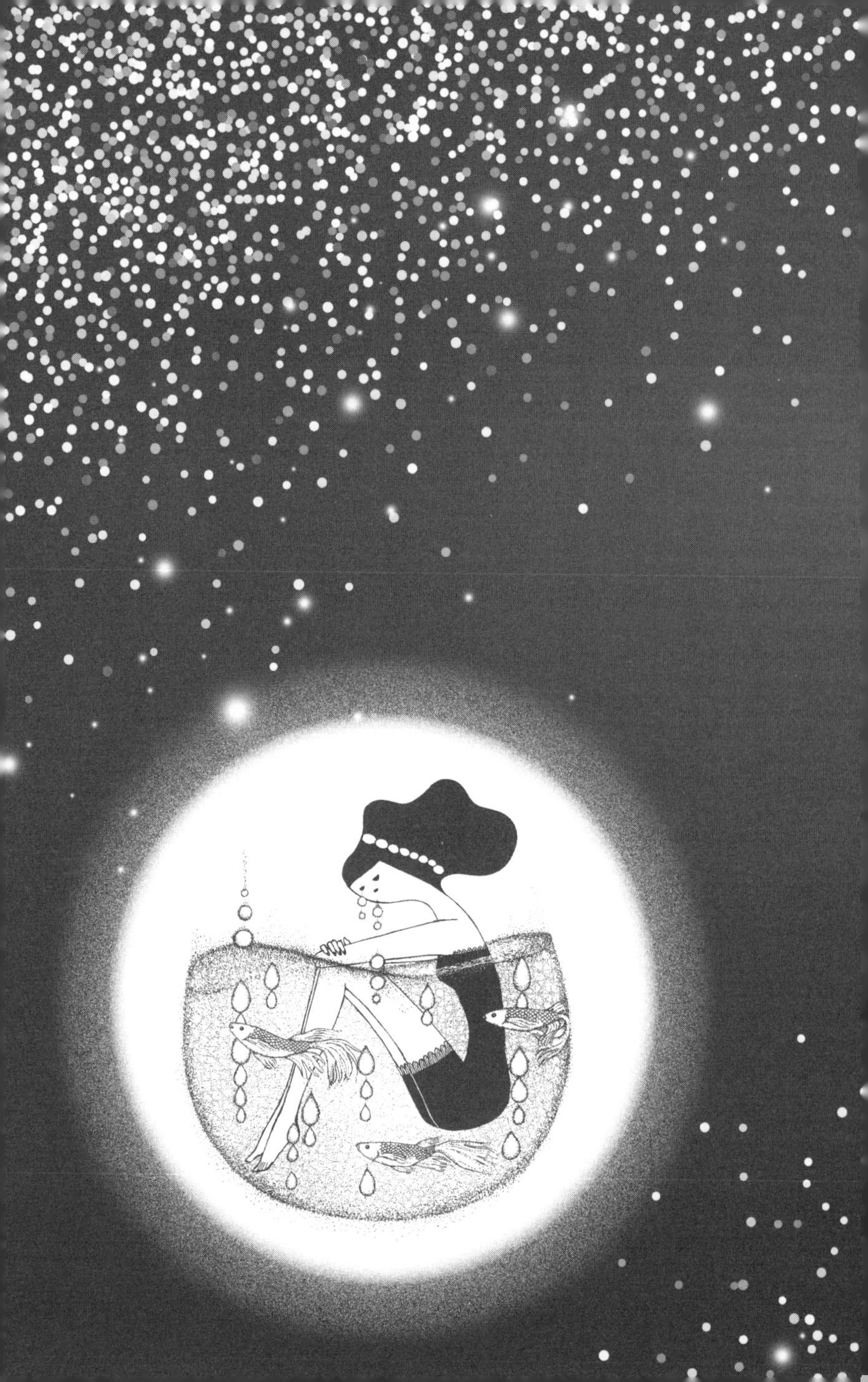

本章では、依存症が生まれる理由や背景について詳しく見ていきたいと思います。そして次の第5章では依存症の沼から抜け出す（卒業する）ための対策を、事例を交えながら具体的に紹介していきます。

この第4章と第5章は、共に私自身が依存症を克服した経験をもとに思いを込めて綴っています。できれば繰り返し、このふたつの章を読んでいただきたいと思います。依存症からの卒業、その第一歩はここから始まります。

まずは私のことからお話しします。私は、小さいころから人見知りの引っ込み思案で、自分は何をやっても、どれほど努力しても、何かが欠けていて、ほかの人とはどこかが違う「ダメな人間」なのだと思い悩むような子どもでした。小学校高学年になっても、毎晩の「おねしょ」が治らず、幼いながらに、「消えてなくなりたい……」という考えが、一日中、頭の中でず～っとグルグル回り続けているほどの、「陰キャ」な子どもだったのです。

恋愛では、「都合のいい女」として扱われ、彼の仕事を手伝わされたり、ときには彼の代わりにお金を出したり、一生懸命に世話を焼くわりには優しくされずに、寂しい思いをしたりして、いつも損な役回りを引き受けてきました。

ようやく幸せな結婚生活を手に入れてホッとしたと思ったら、子どもを授かってまもなく、入院しなければならないほどの、ひどいうつ病になってしまいました。

退院後も、およそ20年もの長い間、通院治療を続けながら精神科のデイケアに通ったり、カウンセリングを受けたり、自助グループや自己啓発セミナーに参加して自分自身の理解を深めるうちに、**うつ病になった原因は、生まれ育った家庭環境にあり、自分が「アダルトチルドレン」だったことに、ようやく気がついたのです。**

私は「長女」としての「役割」を自分自身だと思い込んでいて、自分を犠牲にして誰かのお世話をすることが、私の存在意義になっていました。こうした

特徴が、実はのちに紹介する「共依存」だったのです。

「共依存」の人は、「本人はいい人なのに、どうして、あんなろくでもない人と付き合っているのだろう？」「あんなに大変な思いをしているのに、どうして離婚もしないで、耐えているのだろう？」「ボランティア活動に熱心で、感心する」、そんなふうに周囲の人から見られていることが多いと思います。そこには、**「私さえがまんすれば、きっと、うまくいくに違いない」**といった、誤った「思い込み」があるのです。

病気で苦しんでいた当時は、出口の見えない長いトンネルの中を、灯りも持たずに手探りのまま、たったひとりでさまよい歩くような、言葉にできないほどの孤独で辛く苦しい思いをしていました。

そんな思いをしてきた私ですが、こうして乗り越えてみると、私がうつ病になったことは、自分自身をとことん見つめ直すきっかけとなり、自分が「アダルトチルドレン」であること、そして「共依存」を自覚できたことなど、**大切な気づきを与えられたラッキーな出来事だったと、心から思えるようになったのです。**

そして、「共依存」から卒業できたことで、今では毎日を楽しく生きられるようになった私だからこそ、かつての私と同じ苦しみを味わっている人たちに、私のエッセンスをお伝えすることができると思っています。

最近では、臨床現場の精神科医から語られることもある「共依存」や「アダルトチルドレン」ですが、現在でも、精神疾患として治療の対象にはなっていません。あくまでも、今のあなたが抱えている「生きづらさ」を理解するために、「共依存」や「アダルトチルドレン」という考え方を採用していただければと思います。

別れたくても別れられない……

プロローグでお話しした私の母親のように、パートナーに不満があるのに、別れようとはしない人が世の中にはいます。今さら別の相手を探すのも大変だし、子どもの将来やお金のことを考えると、きっぱりと別れるのは、正直言って怖いし、面倒くさい。仲良くすることもあきらめてしまったけれど、今の状態を良くするために、思い切って行動に移せない人は、案外、世の中には多いのかもしれません。

中には、自分がひどい目に遭っているのに「別れられない」と訴える人たちもいます。例を挙げてみると、

●よくわからない理由で、パートナーがいきなりキレて、酔った勢いで殴られるなどの身体的な虐待を受けている。

●パートナーが愛人を囲っていて、「彼女はお前とは違って、いい女なんだ」「俺が安らぎを求めて、彼女のところへ行くのは当然だ」などと、人格を否定され、ひどい言葉で傷つけられるなどの心理的虐待を受けている。

●もっともらしい正論や独特な持論を持ち出されては、イヤミを言われる、延々とお説教を聞かされるなどのモラルハラスメントを受けている。

●ギャンブルやキャバクラで遊ぶお金はあっても、生活に必要なお金を渡してもらえないなどの経済的虐待を受けている。

●気分が乗らないのに、無理やりセックスさせられ、その結果としての望まない妊娠・出産や、堕胎を強制されるなどの性的虐待を受けている。

このように、ひどい虐待を受けているにもかかわらず、決してパートナーと別れようとはせず、しがみついている人たちが、少なからず世の中にはいるのです。

そういった人たちの、「別れたくても別れられない」理由としては、

●苦労させられることもあるけれど、彼にも優しくていいところがあるから。

●本当はいい人なのは、わかってる。あの人の優しさを理解できるのは、私しかいない。

●彼をひとりにしてしまったら、きっと彼は、自暴自棄になってしまうと思うので、放っておけない。

●夫婦の都合で離婚するのは、やっぱり、子どもがかわいそう。子どもには関係ないことだから、私ががまんすればいい。

●私ひとりでは、子どもを育てていけるだけの経済力がないから、一緒にいるしかない。

●ひとり親になったら、子どもが学校でイジメられるかもしれない。夫婦仲は悪くても、子どものために、両親がそろっていたほうがいいと思う。

そんな理由が多いかと思います。

「別れたほうがいい」と、頭ではわかっているのに、いろいろ考えると「別れられない」のですね。

ひどい目に遭っているにもかかわらず、今の状況を改善できずにいるのはなぜでしょう？　そこには、本人さえも気づかない、思いも寄らない原因が隠されているのです。

それが「共依存」です。

本章では、そんな問題の原因になっている「共依存」について解説していきます。

「あなたなしでは生きていけない」

「共依存」とは、アルコール依存症の臨床の現場から生まれた考え方です。

アルコール依存症の夫が、病院での治療を終えて退院しても、しばらくすると、また治療する前の状態になって、何度も病院に戻っていく……。

そんなケースをたくさん目にするうちに、「アルコール依存症の夫だけでなく、その妻にも問題があるのではないか？」と、カウンセラーやソーシャルワーカーなどのコ・メディカルの間で囁《ささや》かれるようになりました。

アルコール依存症の夫が、酒に酔ってはしでかす問題を、妻があれこれと動き回っては、本人の代わりになって尻ぬぐいをしてしまうのが、「共依存」に

よくあるパターンです。

次に、そのパターンをいくつか挙げてみましょう。

- 深夜に帰宅して、泥酔したまま玄関先で動かなくなった夫を、寝ている子どもたちに気づかれないように、寝室まで引きずって運んでいく。翌朝、子どもに「何かあったの？」と聞かれても、「何でもないわよ。あなたの気のせいよ」とごまかす。
- 二日酔いで電話もできない夫の代わりに、「今日は体調が悪いので、休ませていただきます」などと、二日酔いであることを隠して、会社の上司に連絡してしまう。
- 夫が肝臓を悪くして、ドクターストップが出ているにもかかわらず、言われるままにお酒を買ってきては、夫のご機嫌をとってしまう。
その反対に、夫が部屋に隠しているお酒を見つけ出しては、流しに捨ててしまう。

●夫の尻ぬぐいをしているうちに、不満がたまって、つい子どもに愚痴をこぼしてしまう。

このように、夫の飲酒行動に振り回されながらも、どこか自分の行動に達成感のようなものを感じていることがあり、ときには子どもを巻き込みながら、**夫を監視して、お酒をやめさせようとコントロールするのが、お決まりのパターンです。**

一見すると献身的に思える行動ですが、これらの行動こそが、夫のアルコール依存症の症状を悪化させているという事実が、だんだん明らかになってきたのです。

夫のアルコール依存症を良くするどころか、まるで「永遠にアルコール依存症でいてほしい」かのように、夫を支え、夫の症状をかえって悪くしている妻たちを、**アルコール依存症を可能にするという意味で、「イネーブラー」、その妻たちの行動は、「イネーブリング」と呼ばれるようになりました。**

「イネーブラー」と呼ばれる妻たちは、アルコール依存症だけでなく、ギャンブル依存症や、そのほかのさまざまな依存症のケースでも、同じように、夫にとって身近な存在です。**依存症者と「共」に依存症を支える存在として「共依存」という考え方が誕生したのです。**

ただし、この本を書いている２０２３年の現在に至っても、「共依存」は精神疾患とは見なされていないので、「依存症」とは違って、精神科や心療内科での治療の対象となってはいませんし、臨床の医学会で論じられることもほとんどありません。

「共依存」である妻本人は、まったく意識していないのですが、パートナーのことで頭がいっぱいになっている一方で、パートナーが自分から離れていくことを怖れて、本来ならパートナー自身が責任を負わなければならないことまで、自分が世話を焼くことによって、パートナーが自立しないように、無意識にコントロールしているのです。

そして、彼女たちの無意識の行動の裏には、**「自分が重要な人物であることを証明するため」という、極めて利己的な動機を秘めている**のです。

「共依存」は、研究者によって定義に多少の違いがありますが、「共依存」という考え方を、あなたの問題に当てはめてみることで、恋人や夫婦関係はもちろん、家族、親戚、職場、企業間、ママ友、ご近所付き合いなど、ありとあらゆる人間関係の問題を解決に導くカギとなるでしょう。

「共依存」になりやすい人は、自己肯定感が低く、自分で自分の価値を認めることができないので、「ほめられたい」「認められたい」という「承認欲求」が強く、自分を犠牲にしてでも、無理を重ねてがんばってしまうという特徴があります。

言い換えれば、自分という人間を心から信じることができないために、**誰かから必要とされることを欲し、特定の人間関係に依存している人と言えるのです。**

昭和時代に流行した演歌の歌詞に、「あなたなしでは生きていけない」などというセリフがよく出てきますが、「共依存」を理解するには、とても良い「たとえ」だと思います。

「共依存」を抱える人は、世話を焼く存在がいなくなってしまうと、**自分は何の価値もない役立たずの人間のように感じてしまうので、とうてい幸せを感**

じられないような状況であっても、別れることが怖くてパートナーにしがみついていることがあるのです。

「機能不全家族」と「アダルトチルドレン」

結論から申し上げると、かつての私も含め、あなたが「共依存」という不自由で苦しい「生きづらさ」を身につけてしまった大きな原因は、小さいころの「成育環境」にあるのです。

「共依存」を生み出す「成育環境」とは、「機能不全家族」だと言われています。「機能不全家族」とは、子どもの心にトラウマを与えてしまうような家庭環境ですが、**「機能不全家族」で育った子どもは、「アダルトチルドレン」と呼**

ばれ、「共依存」と深い関係があると言われています。

次に、「機能不全家族」となりうる事例を挙げてみます。

ちひろのケース

ちひろは、何代も続く老舗《しにせ》旅館の長女として生まれた。母親からは、ちひろが将来の女将《おかみ》として務まるように、厳しく教育されてきた。2歳年下の弟がいるのだが、母親の態度は、自分と弟では明らかに違っていた。「女の子だから」という理由もあったかもしれないが、母親の意向で、20歳を過ぎてからも、門限は18時までと制限されて、まだまだ友だちと遊びたい盛りの学生時代も窮屈さを感じていた。

ちひろにとって、母親の言いつけ通りに門限を守ることは、確かに大変なことだったが、それよりも苦痛だったのが、小学生のころから勉強時間を決められて、外からカギのかかる部屋に閉じ込められ、自由を奪われてきたことで、それがトラウマになっていた。部屋に閉じ込められるだけではなく、母親は、ちひろが本当に勉強しているかどうかを確かめるために、ふいに部屋にやってきては、ドアののぞき窓から、ちひろの姿を監視するのだった。勉強に疲れて、うっかり居眠りなどしようものなら「何をしているの？　ちゃんと勉強しなさい！」と叱られるのだった。

そのせいか、ちひろは「パニック障害」という病気に、もう何年も苦しめられていた。電車やタクシーなどの乗り物や、遊園地の観覧車などの狭い空間がとても苦手で、ひとたび恐怖が押し寄せると、動悸を覚えて、呼吸が早くなり、冷や汗が止まらなくなるのだった。外出するときには、パニック発作を止める薬を「お守り」として、常に持ち歩かなければならなかった。それほどちひろが苦しんでいても、気丈な性格の母親は「そんなのは気のせい」だとして、まったく聞く耳を持たなかった。

そろそろ結婚の話も出てきており、家庭を持つことで大人の女性として、自立しなければならない年ごろなのだが、母親の言いなりになる以外の生き方ができるかどうか、ちひろは不安でしかないのだった。

あさみのケース

あさみは、長距離トラックの運転手をしている父親とパートタイムの仕事で家計を支える母親のもとに生まれた。あさみには、年の離れた弟がふたりいた。あさみが中学校に入学するのと同時に、両親が離婚し、あさみと弟たちは父親に引き取られた。あさみは、学業のかたわら、弟たちの小さなお母さんとして、家事をこなすのだった。

数年後、父親は、連れ子のいる女性と再婚した。新しい母親には、あさみより1歳年上の女の子と、3歳年下の女の子がいた。あさみは、リーダー気質で、明るく、人なつっこい性格だったが、多感な時期だっただけに、新しい母親と、その連れ子である女きょうだいとは、どうしてもなじめなかった。

新しく来た母親は、自分の娘たちと一緒に行動することが多く、あさみには内緒で、自分たちだけでどこかに外出することがあった。3人で帰宅すると、あさみがつくった夕食を、「ありがとう」のお礼も言わずに食べることさえあった。あさみは、新しい家族への不満を訴える機会をうかがっていたが、父親は仕事で家を空けることが多く、疲れ切って帰ってくる父親のことを思うと、たまの休みの日にも、家族のことは言い出しにくかった。

あさみにとって、悩みを打ち明けて甘えられるのは、ひとり暮らしをしている田舎の祖母くらいであったが、難しい問題なだけに、心配をかけたくなくて、なかなか相談できずに、不満はたまる一方だった。

高校生になったある日、とうとう、あさみは家出をしてしまった。連れ子のきょうだいと、部屋の使い方をめぐって大ゲンカになったのだ。「誰も私をわかってくれない」、そんな思いでいっぱいになっていた彼女は、幼い弟たちのことが気がかりであったものの、それ以来、二度と家に帰ることはなかった。

事例をふたつ紹介しましたが、いかがでしたか?

スーザン・フォワードの著書『毒になる親　一生苦しむ子供』が、2001年に初版発行されてから、「毒親」という存在が、そのセンセーショナルな言葉の響きと共に、クローズアップされるようになりました。**この「毒親」とは、「機能不全家族」のうちのひとつの形と言えるでしょう。**

私たちが「生きづらさ」を感じるのは、育った環境によるところが大きいのですが、心も身体も健康的な子どもに育つためには、とても大切な要素があるのです。

それは、しつけや教育として親に叱られたことがあったとしても、自分という存在を、そのまま受け止めてもらえた経験があるかどうか？　親との触れ合いで、心も身体も安心・安全を感じられたかどうか？　がカギとなります。

たとえるなら、嵐のときに船が安全を求めて停泊できる「港」のように、**親やその代わりとなる保護者が、子どもにとっての「安全基地」になっていることこ**

とが重要なのです。

このように、**子どもにとって大切な親（人）との特別で情緒的な結びつきを「愛着」と言いますが、健全な「愛着」が形成された子どもは、「自己肯定感」が高く、「自分は、他者から尊重される大切な存在」というセルフイメージが身についているので、大きくなってからも、順調な人生を送ることができるのです。**

ところが「機能不全家族」は、子どもにとって、安心・安全を感じられるような「安全基地」にはなれないのです。子どもを「愛着障害」や「アダルトチルドレン」にしてしまうだけでなく、ときには、治療を必要としなければならないような「複雑性ＰＴＳＤ」や、「パーソナリティー症」などの精神疾患に追い込んでしまうことさえあるのです。

「毒親」だけではない問題

「アダルトチルドレン」については、あとで詳しく解説しますが、子どもにとっての「安全基地」になれない「機能不全家族」の特徴には、おそらく多くの人が誤解しているであろう、意外な要素も含まれています。

親（保護者）や家族に悪意があるかどうかは関係なく、自分たちではどうすることもできない困難な事情がある家庭も、子どもの「愛着障害」を引き起こす可能性があります。

- 夫婦仲が悪い親
- きょうだいを差別する親

- 支配的な親
- 世間体を気にする親
- 見栄っ張りでプライドが高い親
- 一貫性のない養育態度の親
- 病弱で入退院を繰り返す親
- 親の離婚
- 親の死別・離別などによる養育者の交代
- 子どもが親の代わりになって誰かの面倒を見なければならない家庭（ヤングケアラーの問題）
- 親の帰りが遅く、夜間に子どもだけで留守番をすることが多い家庭
- 家族や親族との仲が悪い家庭
- 親が学校の先生や警察官、自衛官など規律の厳しい職場で活躍している家庭
- 親が福祉・医療の分野で活躍している家庭
- 名家・名門と言われるような伝統ある家柄の家庭

● 親が過保護・過干渉で教育熱心な家庭
● 虐待やネグレクトがある家庭
● 家族や親族の中に犯罪者や自死した人がいるなど、公言してはならない秘密がある家庭
● 依存症者や借金を繰り返す人がいる家庭

こういったケースがあります。一つひとつのケースについての解説は省きますが、このような「成育環境」が、必ず子どもの「安全基地」になれないということではなく、あくまでも、そうした傾向が見られることが多いとご理解ください。

「機能不全家族」は世代間連鎖をする

こうした、子どもにとって**「安全基地」になれない家族の文化は、「世代間連鎖」して、代々、受け継がれてしまいます。**おじいちゃん・おばあちゃんの代から、お父さん・お母さんの代へ、お父さん・お母さんの代から、子どもたちの代へと、「機能不全家族」は世代を超えて伝染していくのです。

「機能不全家族」は、外部の人から見たら理解できないような、「独自のルール」に縛られていることが珍しくありません。子どもが自分らしく自由にのびのびと過ごすことができないような、お堅い雰囲気があるのです。

次のようなルールが、その代表的なものです。

●自分の感情や問題をオープンに話してはいけない。
●話す必要のない人と話してはいけない。
●自分らしくあってはいけない。
●常に強く、善良で、完全で、幸せでなければならない。
●遊び心を持ったり、楽しんではいけない。
●感動してはいけない。

いかがでしょうか？　あなたが育った家庭にも、同じようなルールがあったでしょうか？　このようなルールを親から強制されると、子どもは自分を表現する自由を奪われるだけでなく、自分が生き残るために、しだいに親や社会にとっての「良い子」になっていきます。

両親や、おじいちゃん・おばあちゃんだけでなく、親戚の中に、社会的に名誉のある役職に就いているような人がいたり、経済的に恵まれているなど、**よ**

その人からは、とても立派で、お金持ちに見える家柄であったとしても、子どもにとって「安全基地」になれないとしたら、それは、立派な「機能不全家族」なのです。

子どもに悪影響を与えるような家族の文化や習慣を、誰かが気づいて断ち切らない限り、**「機能不全家族」は世代を超えて永遠に受け継がれていくことになるのです。**

「アダルトチルドレン」の5つのタイプ

かつての私がそうであったように、**「共依存」になりやすい「アダルトチルドレン」は、自己肯定感が低くて、苦労を引き受けやすいだけでなく、なかな**

か治らないうつ病や、さまざまな依存症、各種の「パーソナリティー症」などのメンタル疾患に悩まされることが珍しくありません。

「共依存」の特徴は、「アダルトチルドレン」の特徴と似ていて、重なり合っています。両者は同じ現象を別の言葉で説明したものとする解釈もあるのですが、専門家の間でも、まだまだ議論の余地があり、現時点では、はっきりと定義されるまでには至っていません。

次頁では、代表的な「アダルトチルドレン」の5つのタイプをご紹介します。

1「ケアラー（イネーブラー）」

仲の悪い両親の仲裁役になったり、親の代わりに幼いきょうだいの面倒を見るなど、家族の世話をする役割をする子ども。医療従事者や介護・福祉関係、弁護士など人を助ける仕事に従事することが多い。職場の人、患者やクライエントなどと「共依存関係」をつくってしまうこともある。

2「ヒーロー」

勉強やスポーツなどで好成績を収めて評価されることで、家族が世間から良く見られるように活躍する子ども。とてもストイックだが、ある日突然、エネルギーが切れたように立ち上がれなくなってしまうこともある。それまで真面目だった性格が、一転して非行に走ったり、引きこもりになることも多い。

3「スケープゴート」

自分が問題を起こすことで、家族の問題を子どもの問題としてすり替える役割をする子ども。非行や引きこもりなどがこれに該当する。

4「ロストワン」

家族の中で自分が目立たないようにふるまい、自分以外に家族の注意が向くことを望んでいる子ども。青年期の比較的早い段階で家族と離れて暮らすようになりがちで、家族とのかかわりを避ける傾向がある。

5「ピエロ」

家族の中で、自分が面白おかしくふるまうことで、家族の葛藤を和らげる役割をする子ども。家族の前では明るくひょうきんなキャラクターを演じるが、心の中は空虚でいつも孤独を感じている。

アダルトチルドレンの5つのタイプ

代表的なアダルトチルドレンの5つのタイプ。
自己肯定感が低く、苦労を引き受けやすい共通点があり、
共依存と特徴がよく似ています。

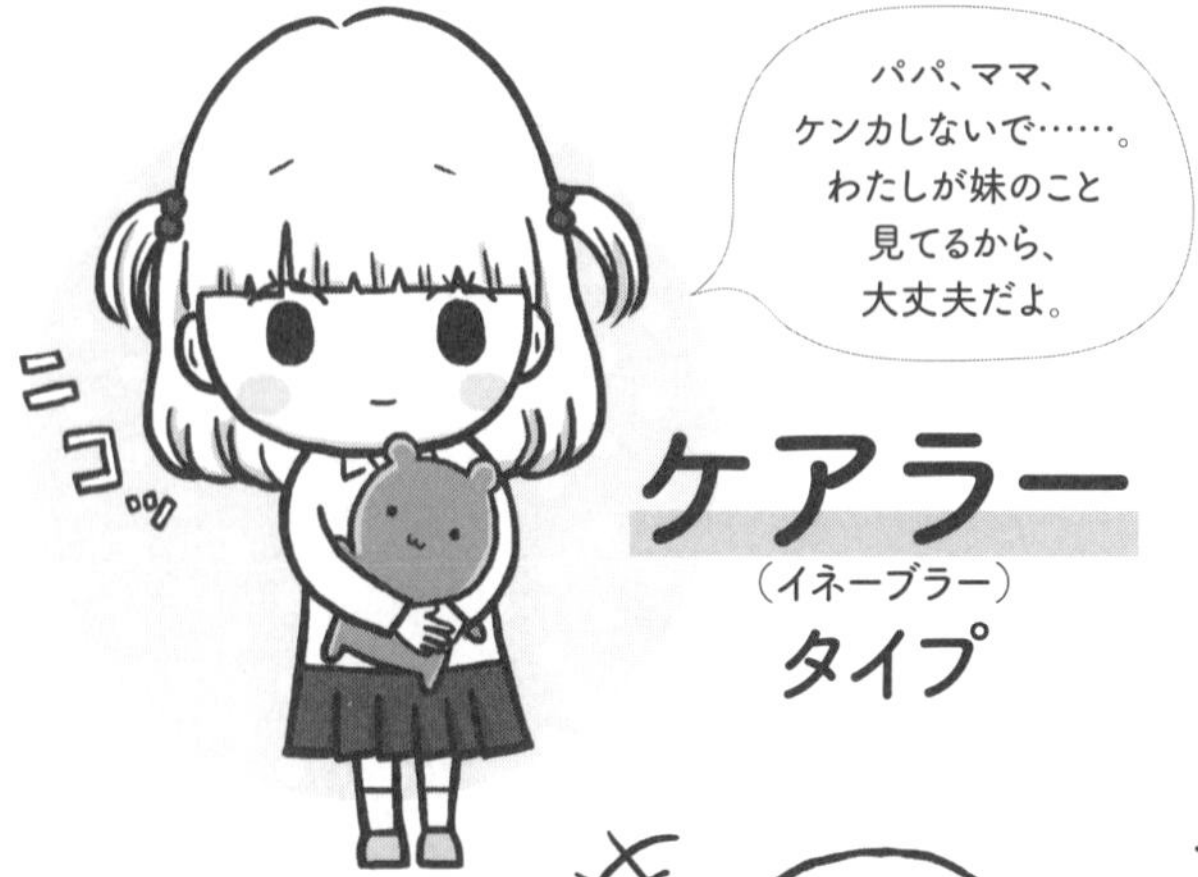
パパ、ママ、
ケンカしないで……。
わたしが妹のこと
見てるから、
大丈夫だよ。
ニコッ

ケアラー（イネーブラー）タイプ

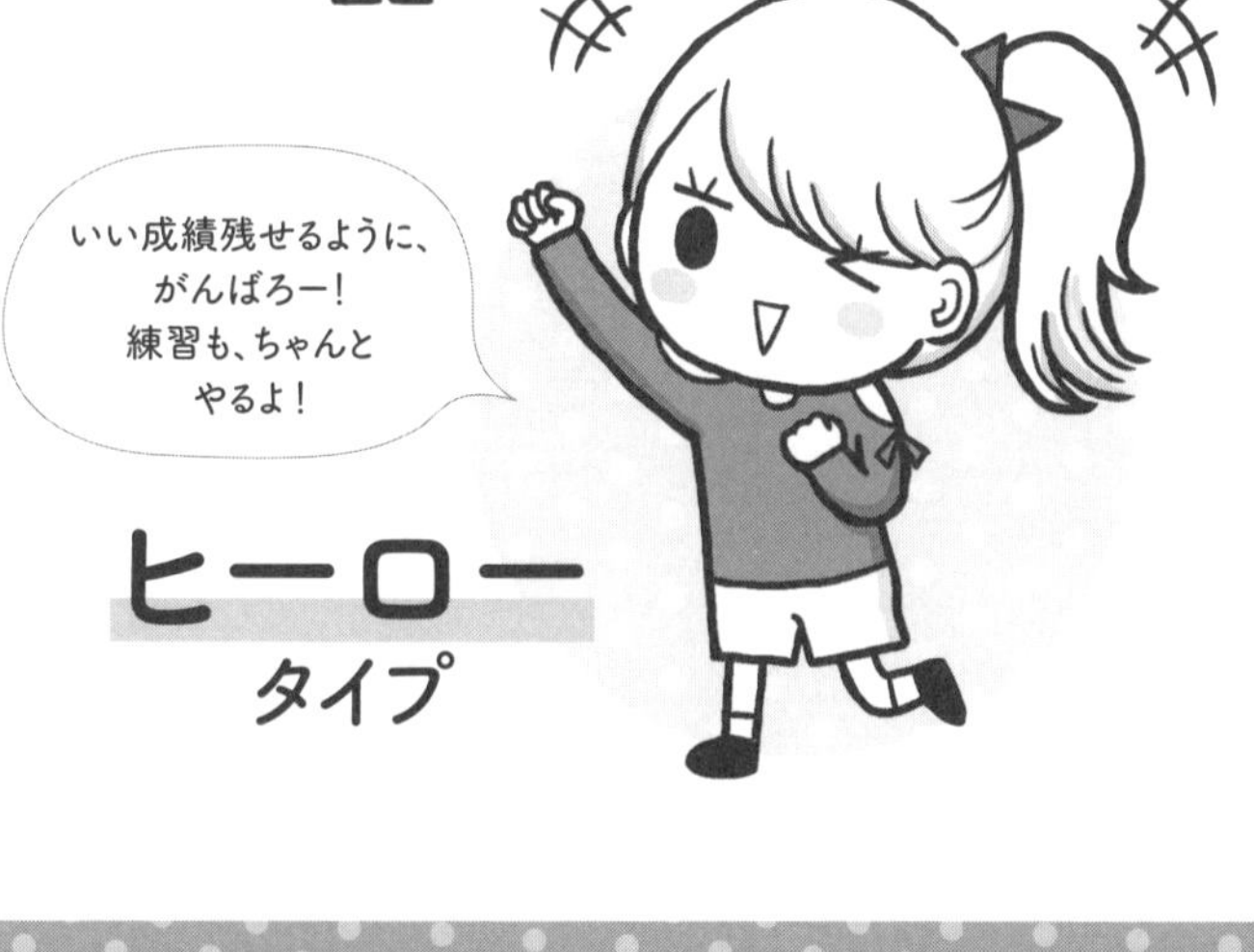
いい成績残せるように、
がんばろー！
練習も、ちゃんと
やるよ！

ヒーロータイプ

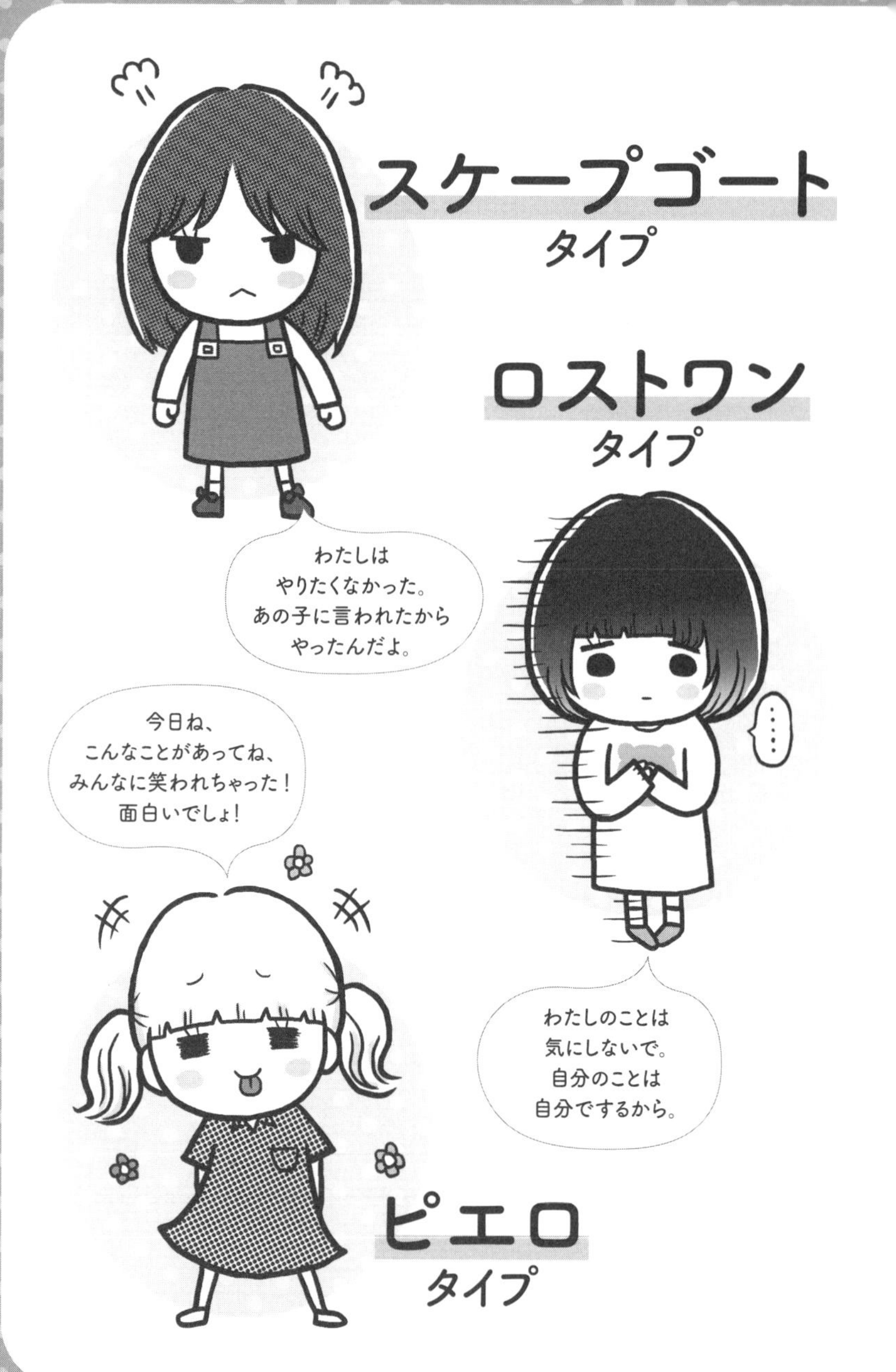
スケープゴートタイプ
わたしはやりたくなかった。あの子に言われたからやったんだよ。
ロストワンタイプ
……
わたしのことは気にしないで。自分のことは自分でするから。
ピエロタイプ
今日ね、こんなことがあってね、みんなに笑われちゃった！面白いでしょ！

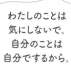

実在した有名な「アダルトチルドレン」たち

実は、社会的に活躍している有名人の中にも「アダルトチルドレン」は存在します。

私の個人的な見解ですが、昭和を代表する文豪・太宰治もおそらく「アダルトチルドレン」だったであろうと考えています。彼は「アダルトチルドレン」の中でも「ピエロ」タイプの傾向が強かったのではないかと推測しています。彼の自叙伝ともいわれる作品『人間失格』の中で、主人公が子どものころに、家族の笑いを誘う「おどけ役」を演じるシーンが見事に描かれているのです。

彼自身もアルコール依存や薬物依存、女性問題に悩まされ続けたあげく、昭和23年6月、死を迎えるには早すぎる38才という若さで、愛人とともに玉川上水で入水《じゅすい》自殺するという悲劇的な最期を遂げました。

これら5つの「アダルトチルドレン」のタイプですが、ひとりの人に対して、ひとつのタイプがピッタリと当てはまることはむしろ珍しいケースで、たいていは、いくつかのタイプが混ざり合っていることのほうが多いのです。

たとえば、元アメリカ大統領のビル・クリントン氏の場合は、弁護士時代に、のちの妻となるヒラリーと出会いましたが、大統領就任中に愛人とのスキャンダルが発覚して、世界中を巻き込む大変な騒ぎになったことは、今でも記憶している方がいらっしゃるでしょう。

彼はみずから「自分はアダルトチルドレンである」と告白しました。それにより、彼の過酷な生い立ちが明らかとなり、彼が何らかの問題を抱えてしまっていたとしても不思議ではないと、世間の同情を集めたのでした。

彼の母親は看護師でした。再婚相手は重度のアルコール依存、ギャンブル依存があり、女性関係も激しく、酒を飲んでは大騒ぎを繰り返すので、夫婦ゲンカが絶えませんでした。それだけでなく、母親も異父弟も、日常的にひどい暴力を受けていたのです。彼は、嘆き悲しむ母親を慰める役割を担ってきただけでなく、両親の代わりに、幼い異父弟の面倒を見てきたことも告白しました。彼は、少なくとも「ケアラー」「ヒーロー」のふたつのタイプが重なっていると思われます。太宰治の場合は、「ピエロ」「ヒーロー」「スケープゴート」などが当てはまるかもしれません。

このように、「アダルトチルドレン」たちは、過酷な幼少期を過ごしていることが多いのですが、悲劇的な運命を背負いながらも、優れた功績を残す人が少なくありません。たとえ、あなたが「アダルトチルドレン」を自覚していたとしても、「自分は何の価値もないダメな人間だ」などと、悲観的になる必要はないのです。あなたにしかできないやり方で、あなたの才能を開花させ、あなた自身を幸せに導いてほしいと願うばかりです。

「アダルトチルドレン」が抱える**「生きづらさ」を短く説明するならば、幼少期から引きずっている過去の苦い記憶や、ネガティブなセルフイメージ、自**

分らしく自由に生きることができないルールに縛られていることにあると言えるでしょう。

過酷な環境に適応して生き延びるしかなかった幼少期であっても、**そこで身につけてしまった考え方や行動のクセは、気づいたその瞬間から改善することが可能です。決して今からでも遅くはないことを理解してください。「今日が人生で一番若い日」なのですから!**

「共依存」の特徴——臨床の現場からわかったこと

次に、アメリカの臨床の現場で「嗜癖《しへき》=アディクション」や「共依存」回復のサイコセラピストとして活躍した西尾和美氏が提唱した「共依存」の特徴を紹介します。「共依存」の特徴や分類は、専門家によってまちまちなのですが、西尾和美氏の分類が、精神医学や心理学の知識のない一般の人にもわかりやすいと思います。

あなたにも当てはまる特徴が見つかると思いますが、決して自分を責めず、落ち込まず、「事実」として確認してみてください（本書では、緒方明氏の著書『アダルトチルドレンと共依存』〈誠信書房〉から引用）。

1 自らを犠牲にして、相手を助けたり、世話をしたりする（無意識のうちに自分が他人にとって必要となっており、ありがたがられる、などの報酬を期待している）。

2 他人の行動、感情、考え方、状態、結果を変えようとコントロールする（他人の行動の責任はとるが、自分の行動がどのような結果を招いているかは考えない）。

3
問題や危機が起こっている状況に身を置きやすい（不安定な他人中心の生活をし、問題や危機が起こっていないと空虚になる）。

4
依存心が強く、ひとりでやっていけるという自信がない（自己評価が低く、〝見捨てられる危機感〟におそわれる）。

5
考え方、視野がせまい（特定の他人の問題で頭がいっぱいで、友人からも離れ、地域社会、自然などへの関心、貢献が薄くなる）。

6
現実、事実をはっきり把握することができない（否定、否認をして物事をありのままに受け入れず、あまりたいしたことでもないように思い込んだり、事実を隠して、表面は何でもないように振る舞ったりする）。

7

コミュニケーションの技術に欠ける（自己をはっきり表現することができなかったり、「いいえ、できません」とはっきり断ることができなかったり、他人のことばかり話したりする）。

8

他人とのバウンダリー（境界）がはっきりしていない（他人の問題に、お節介にも入り込んでしまったり、他人の落ち込むのを見ると、自分も滅入ってしまったり、または人の気分を変えようと必死になったりする）。

9

自分の身体から出るメッセージに気がつかない（繊細な感情がマヒしてしまっているので、感情の適切な表現ができずに、何か変だなと思うときに胸がドキドキしても、それに注目せず、同じ間違いを何度も繰り返したりする）。

10

怒りの問題を持っている（怒りを爆発させるような人といっしょ

になって、怒りを恐れにすり替えたり、または適切な怒りの処理の仕方がわからず、自分がたまったフラストレーションを爆発させたり、他人に八つ当たりをしたりする）。

11 物事を極端に捉え、ほどほどにするということができない（黒か白かがはっきりしすぎたり、自分が正しくて他人がまったく間違っているとか、または反対に全部自分のせいだと思い込んでしまう）。

12 忍耐強く待つことができない（反応的に物事をしたり、結果を急ぎ、せかせかと動き回ったり、余計な心配をする）。

13 罪の意識によくおそわれる（相手に問題があるのは、自分が何か悪いことをしたかのように思い込み、自分がもう少し努力すれば、また自分の欠点を直せば相手が良くなるだろう、変わるだろうと必死になる）。

14 自己の確立ができていない（他人に幸せにしてもらおうと思っていたり、自分の人生の目的や自分はいったい誰なのかがはっきりせず、自分を大切にできない）。

あなたに当てはまる項目は、ありましたか？

こうして文字で眺めてみるだけも、「共依存」が、いかに人から幸せを遠ざけているかが理解できるのですが、実際には、多くの人が現実を見ないふりをしています。**問題をなかったことにして「否定・否認」していたり、何でもないことのように「過小評価」していることがほとんどなのです。**

たとえば、「私の夫は暴力をふるったりしないのでＤＶではないと思います」と話す人であっても、よくよくお話をうかがってみると、「ときどき、ガラス製の灰皿を、私めがけて投げつけてくるくらいなので、当たらなければ大丈夫です」などと、自分の身に危険が迫っている現実を「過小評価」していたりするのです。

どんな分野の問題であっても、現状を把握しないまま、解決していくのは不可能です。

旅行を計画している場面を、頭に思い浮かべてみてください。ガイドブックや地図を持っていても、自分が、今どこにいるのかがわからなければ、目的地までどれくらい離れているのか？　どんな手段で目的地にたどり着けばいいのか？　が判断できません。それを当てはめてみれば、**今の自分に何が起きているのか？　という現実を認めることなしに解決することはできないのです。**

「共依存」の症状が深刻な人ほど、自己肯定感が低く、その反動としてプライドが高い傾向があるので、現実を受け入れることが本当に難しいのですが、**「共依存」を卒業するうえで、最初に乗り越えなければならない課題は「否定・否認」「過小評価」を手放す**ことだと、おわかりいただけたかと思います。

chapter 5

共依存からの卒業

――本当の自分を取り戻す

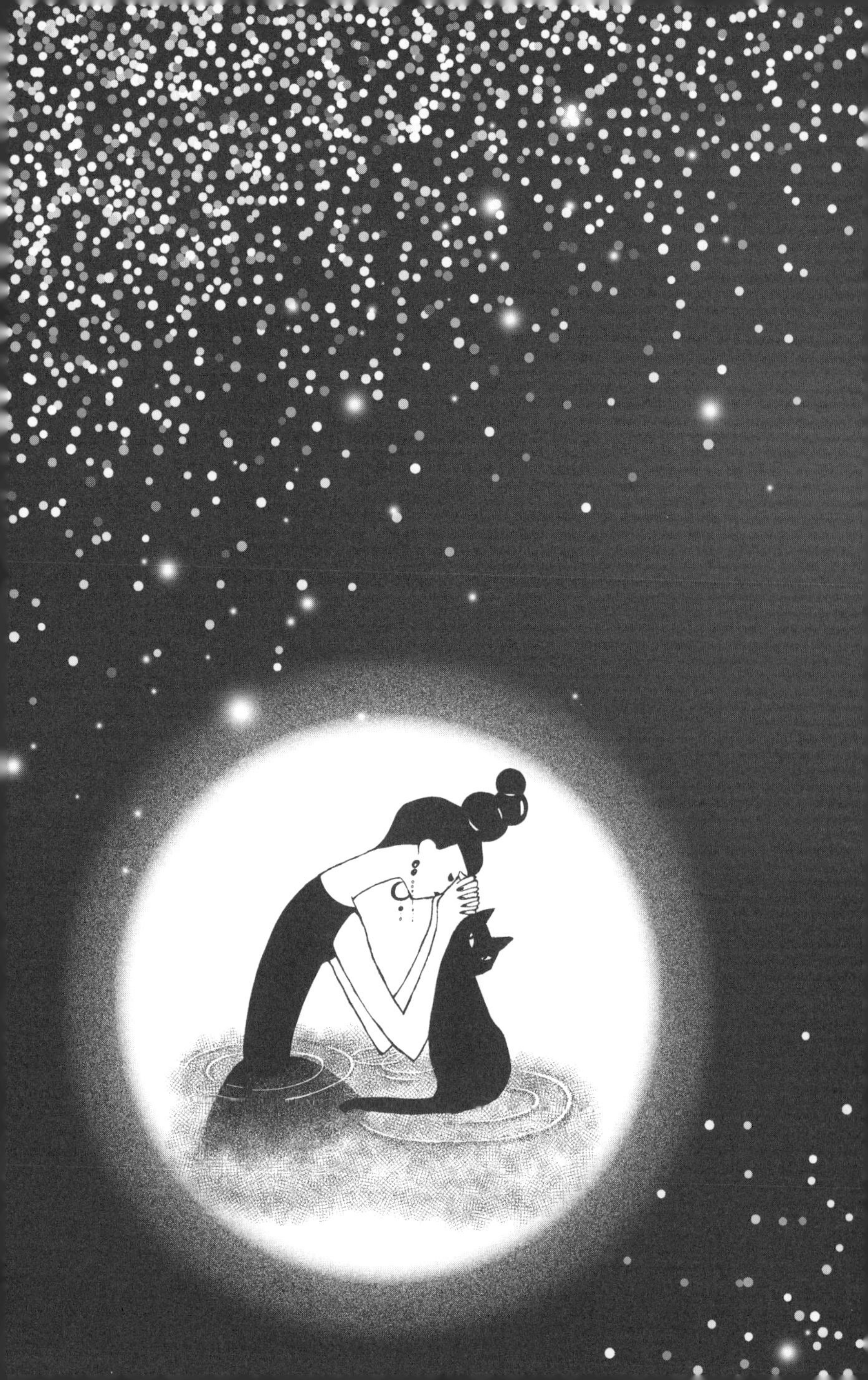

あなたが「共依存」という生き方に何十年も苦しめられてきたとしても、あなたが現実を認めて、そこからやり直そうと決意するならば、たとえ、あなたが何歳になっていても、いつからでも遅くはないのです。決意した瞬間から「共依存」から卒業できるようになるのです。

パートナーとラブラブだった過去は、はるか昔のどこかの夢の国の物語のように感じられ、今では、惰性でつながっているだけの夫婦になっているという方もいらっしゃるかもしれません。

「不満はあるけれど、とりあえず相手はいるし、世間体は整っているから、まぁ、これで、がまんしておこう」とかいった、妥協しまくりの、「まあまあ世間並みの幸せ」などではなく、「あなただけの最上級の幸せ」を手に入れられるとしたら、あなたはどうしますか？

あなたが望むのなら「そんなこと、できっこない」などと、あきらめる必要はありません。**難しく考えずに、今、この瞬間に、できることから始めればいいのです。**ただし、時間はかかります。あの有名なジブリ映画のように、今日、種をまいたからと言って、明日には芽が出るなんてことはありえません。

さらに言えば、「絶対に良くなります！」などと、いい加減なことは言えませんし、うまくいかないことは、今後も、たくさん出てくるでしょう。それでも、**くじけず、あきらめずに、前を向いて歩き続けていけば、いつかは、理想の未来にたどり着くことができると信じてほしいのです。**

少しずつ、少しずつ、必ず今よりも良くなっていくと信じて、私と一緒に、気長に取り組んでみませんか？


それでは、いったい、これからどうすればいいのでしょうか？　本章では、どうしたら「共依存」から卒業して、とびきりの「幸せ」を手に入れることができるのか？　その方法を、詳しく解説していきます。

前半では第3章で紹介した恋愛タイプ別の対策について事例を交えて解説します。そして後半では、どんなタイプにも役立つ対策と日々の心がけをご紹介していきます。気軽に楽しみながら、「共依存」にサヨナラするための卒業対策を読み進めていってください。

I 恋愛タイプ別　共依存卒業対策

「共依存」は、「本当の自分」を忘れてしまったために起きている症状です。**「本当の自分」を思い出すために、自分への関心を持ち続けることが、「共依存」から卒業するための一番のカギとなります。**

まずはタイプ別の卒業対策を解説していきます。第2章のチェックリストのところでもお伝えしましたが、ひとつのタイプにピッタリと当てはまる方は少数派です。ほとんどのケースは、複数のタイプが混ざり合っているはずなので、あなたに当てはまる卒業対策を選んで活用してくださいね。

それぞれの「共依存」の物語

事例1　長女ケアラータイプ　麻衣の物語

麻衣は健斗と高校時代の軽音楽部で知り合った。健斗はプロのミュージシャンを目指して、オーディションを受け続けているギタリスト。同棲を始めて、かれこれ8年もたち、これまで何度も結婚の話は出るものの、麻衣の両親は彼との結婚に反対しており、なかなか進展しない状況が続いている。

付き合い始めた高校生のころは、周囲の友だちから美男美女のお似合いのカップルと言われ、幼いながらも、すでにお互いに結婚を意識していたのだった。健斗の両親は、彼が小学生のころに離婚しており、シングルマザーの母親に育てられた。父親から養育費は一切支払われず、金銭面での苦労が絶えなかったと、たびたび健斗から話を聞いていた。お人好しで優しい麻衣は、ずっとそばにいて支え続けていくことが、彼への愛の表現だと思っている。麻衣は、健斗の夢を叶えてあげたいと考えて、小さなアパートで同棲することを提案したのだった。

お互いに30歳を過ぎて、「劣化した」と言われながらも、元々ルックスの良い健斗は、今でも街中で声をかけられるほど女性にモテるのだった。ライブハウスでは、人気者として不動の地位を確立していた健斗だが、音楽以外の仕事に関しては、まったく長続きしないのが、彼の欠点だった。

夢を追いかけてばかりいる健斗は、「アーティストは普通の仕事には向いていないんだよ」と、生活を維持するための仕事をするつもりはないようだった。事務所に所属することもなく、バンド仲間と共にオーディションを受け続ける日々。たまに先輩のライブに出演して、わずかなギャラをもらうのがせいぜいだ。そして、そのギャラもバンド仲間との飲み代に消えていくのだった。

麻衣は、昼間はOL、夜は居酒屋のアルバイトをして、ふたりの生活費を稼ぎ、ときにはライブの準備も手伝った。そんな麻衣の献身的な支えに対し、初めは感謝していた健斗だったが、いつしか、それが当たり前の日常になっていった。

あるとき、健斗は、ライブの打ち上げで知り合った未成年の女の子にみだらな行為を働き、逮捕されてしまう。健斗の将来のことや、健斗との生活が壊れてしまうことを怖れた麻衣は、父親に頼み込んで保釈金を用意する。しかし、このまま彼との生活を続けることが、果たして自分にとって幸せなのだろうかと疑問に感じ始める麻衣なのであった。

1

「長女ケアラータイプ」の卒業対策

「長女ケアラータイプ」のあなたが共依存から卒業するためには、**【誰かの世話よりも自分の世話を優先させる】**ことです。

「私がいなければ、この人はやっていけないに違いない」という発想は、その人を信用していないということでもあります。あなたのためにも、パートナーのためにも、「大丈夫、私がいなくてもこの人はやっていける」、そう信じて見守ることを、少しずつ覚えていきましょう。

小さいころから長女の役割をこなし、「ケアラー」として、親やきょうだいの面倒を見てきたあなたは、とても優しくて、共感性があり、**自分のことより**

相手のことを優先してしまいがちです。相手の表情やしぐさから、敏感にニーズを察知して、先回りして行動するのが得意ではありませんか？

誰かのお世話をするのが、あなたの役割になってしまっているので、いつもパートナーのことが気になってしまい、「私がいないと、この人はやっていけない」と思い込んでいませんか？

「長女ケアラータイプ」のあなたは、お手伝いをすることで親を助け、親から認められたくて、ほめられたくて、きょうだいや誰かのお世話を一生懸命やってきたことでしょう。その思いが強ければ強いほど、あなたはついついがんばってしまうかもしれません。しかし、あなたが疲れ切って燃え尽きてしまったら、パートナーがあなたに助けを求めてきたときに、救いの手を差し伸べることができなくなってしまいます。

パートナーのことはパートナーにまかせて、自分の世話を優先させることで、心の奥底に隠されていた本当のあなたの欲求に気づくはずです。その欲求に気づいたら、ほんの小さなことでかまわないので、遠慮しないで叶えてあげてください。

「長女」のあなたは、「あなたは、お姉ちゃんなんだから」という何気ない親の言葉で傷ついてきたことでしょう。親に甘えられず、長い間「がまん」をさせてきた自分をいたわってあげてください。そして、**誰かのお世話をすることで、あなたの価値を確かめるような生き方からは卒業していきましょう。**

事例2 女王様タイプ 葵の物語

小さな建設会社を営む父親と、その仕事を手伝う母親とのもとで育ったひとり娘の葵。普段は無口だが、父親は酒が入ると、母親に手を上げることがたびたびあった。母親の態度に不満がたまると、酔った勢いで「お前の顔を見ているだけで、むかつくんだよ！」などと、声をあらげては、平手打ちにするのだった。

暴力をふるわれても、母親は強かった。母親には、父親を理屈で言い負かす気の強さがあったのだ。父親が事業を立ち上げたときに、母親の実家から多額の経済的援助を受けていた。母親は、自分の実家に借りがあることを持ち出しては、父親を責め立てるのだった。経理を担当し、お金の管理をしているのは母親だった。暴力をふるわれていたところで、本当の意味で、この家の中で権力を握っているのは母親だった。

そんな両親を見ながら育ってきたため、葵は穏やかな結婚生活に憧れていた。30歳までには結婚したいと思って、しばらく婚活をしていたが、なかなか気に入った相手が見つからず、母親に勧められた男性の中で、気弱で優しそうな夫と結婚したのだった。

まもなく男の子が生まれ、葵は育児に追われるようになり、忙しい日常を送っていた。夫は子煩悩で息子をかわいがっていたが、仕事が忙しくなり、いつのまにか家族で過ごす時間が少なくなっていった。それでも、葵は、夫が家族のためにがんばって仕事をしてくれているのだから、ある程度の寂しさはがまんしなければ、と思っていた。

あるとき、夫に確認したいことがあり携帯電話に連絡したのだが、つながらなかった。残業をしているはずだったので会社に連絡をしたところ、夫は会社にはいないことがわかった。職場の女性と一緒に外出していることが、同僚から知らされた。葵は、夫に裏切られた思いがした。「私が子育てしながら家を守っているのに、女とイチャイチャして遊んでいるなんて許せない！」。そんな思いで頭がいっぱいになり、夫に対する怒りを抑えられなくなっていた。

深夜になって帰ってきた夫を問いただすと、夫は「仕事の話し合いをしていただけだった」と、あっさりとその事実を認めた。そのふてぶてしい態度に、ますます怒りが込み上げて、思わず夫をたたいてしまった。それ以来、激しい言い合いをする夫婦ゲンカが、たびたび繰り返されるようになっていった。

夫婦ゲンカが始まるたびに、泣き出す息子を気にかけつつも、夫に対する怒りは、いつまでも収まらなかった。そんな状況を知った葵の両親が見かねて、夫の両親も含めた話し合いをした結果、現在はそれぞれの実家で別居生活をしている。まだ2歳で手のかかる息子は、葵が引き取った。

本当は、子どものためにも両親がそろっていたほうがよいと、家族全員が思っているのだが、いまだに同居のめどは立っていない。

そんな中、検診がきっかけで息子に発達障害の疑いがあることがわかった。夫は、葵がたびたび癇癪《かんしゃく》を起こすことがあり、養育態度に問題があるとして、親権を争って離婚裁判を起こすつもりだと、弁護士を通じて連絡してきた。葵は自分が夫に対して高圧的な態度で接していることを、まったく自覚していなかったのだ。夫は以前から、葵の自分に対する態度に不満があったのだが、聞く耳を持たない葵にうんざりして、帰宅拒否に陥っていたのだった。

2

「女王様タイプ」の卒業対策

「女王様タイプ」のあなたが共依存から卒業するためには、【物事はなるようになると受け入れる】ことです。

あなたは、思い通りにならないことにストレスを感じることが多いのではありませんか？　あなたの中には、「〜すべき」といったルールがあり、あなたのルール通りに行動してくれることを望む欲求が強いと言えます。

ルールによって物事をコントロールしたいという欲求を持ちやすいのは、自分のやり方にこだわりがあるからだと言えます。それは、「予想外のことや不都合なことが起きては困る」といった具合に、イレギュラーな出来事に対して不安に感じやすい傾向があるからなのです。

不安があるというのは決して悪いことではありません。だからこそ、何かが起きる前に準備することができるのですから、それは立派な才能です。ルールをつくることによって問題を回避できるのは素晴らしいことですが、完全に結果をコントロールできることは少ないでしょう。

思い通りにコントロールしようとすればするほど、期待が裏切られてしまうので、ストレスを感じやすいのです。

あなたが思っている以外のやり方や、別の可能性があることに意識を向けてみましょう。あれこれと言いたくなるのを、いったんお休みしてみてください。

ただし、初めから完璧を目指そうとは思わないでください。とりあえず、10回のうち1回くらいは、言いたいことを言うのをお休みしてみませんか？　初めのうちは相当イライラするかもしれませんが、自分の内側を見つめる習慣ができてくると、そのイライラの深いところに、今まであなたが気づかなかった不安が見えてきます。

そうやって、あなたの中の不安に気づき始めると、その不安が現実のものになることを怖れて、心に鎧《よろい》を着て、自分を守っていたことにも気づくと思います。そして、その鎧が、人間関係を難しくしていたことも、理解できるようになるでしょう。

リスク管理は必要ですが、「それほど問題ではないかもしれない」と、その不安を、そっと手放してみてください。今までよりも、ずっと心が軽くなっていくのを感じると思います。心がフワッと軽くなって、自由になるほどに、イライラから解放されていきますので、焦らず気長に取り組んでみてくださいね。

事例3 丸投げタイプ 亜矢の物語

亜矢は小さいころから気弱な性格で、はっきりと自己主張することは、めったになかった。控えめな彼女は、自分から好きになる恋愛はしたことがない。短大卒業後に父親の関連会社で事務の仕事に就いたが、ただの一度もやりがいを感じたことはなかった。

2年ほど勤めたころに、父親の勧めで会計士をしている10歳年上の夫と結婚した。寿退社したのちは専業主婦となり、子どもも生まれたが、亜矢にはこれといった趣味もなく、夫と子どもの世話をするだけの生活に、どこか虚しさを感じていた。

夫はいたって真面目で、浮気などの心配はなかったのだが、職業柄かお金の管理に厳しく、毎月、決まった額の生活費を渡されて、一円単位で家計簿をチェックされるのが、亜矢にとっては苦痛だった。子どもが幼稚園に通うようになると、誰もいない家に、たったひとりでいることに寂しさを覚えるようになってきた。

たまにママ友とランチをしても、いつも誰かの噂話や陰口で盛り上がっていたため、きっと、自分も同じように陰で悪口を言われているのだろうと思うと、ママ友付き合いも、何だか気分が悪かった。そこで、夫にもママ友にも内緒で、子どもが幼稚園に行っている間だけ、近所のスーパーで惣菜をつくる仕事に出るようになった。

慣れない仕事だったが、作業に没頭していると、モヤモヤした気分は忘れられるのだった。仕事を始めてひと月もたたないうちに、パート先の年下の店長に恋心を抱くようになってしまった。初めて、自分から好きになった男性だった。亜矢は年下の彼の気持ちを引くために、服装や化粧に気を使うようになり、ときには、彼が気に入りそうなプレゼントを用意しては、職場の人に見つからないようにこっそりと彼に渡すのが、ひそかな喜びになっていた。

しだいに雰囲気が変わっていく亜矢の様子を不審に思い、夫は興信所を使って彼女を調べ上げた。不倫の証拠はなかったが、あるとき、夫から内緒でパート勤めをしていることを問いただされると、亜矢はうろたえ、そして、絶望した。

自分はこれまで、ずっと誰かの言いなりになってきたことに、ようやく気づいたのだった。親に進路を決められ、夫からもこまかく管理され、自分の意思で決めたことと言えば、今回のパート勤めだけだったのだ。「この仕事を手放してしまったら、私はただの『かごの鳥』になってしまう！」、本気でそう思った。

亜矢は思い切って、「あなたにも、子どもにも絶対に迷惑をかけないようにするから、この仕事を続けたいの！」と、夫に申し出たが、当然のように反対された。プライドの高い夫は、亜矢を専業主婦として養っていることが自分のステイタスだと考えていたのだった。

「これだけ金を渡しているのに、いったい何が不満なんだ！」。その言葉を聞いて、亜矢は一瞬、頭が真っ白になった。正気に戻ると、今ごろになってようやく、自分にも反抗期が訪れたように思えた。自分を長い眠りから目覚めさせてくれた若い男との恋を、何がなんでも成就したいという欲望が抑えられなくなり、亜矢は離婚を決意するのだった。

3

「丸投げタイプ」の卒業対策

「丸投げタイプ」のあなたが共依存から卒業するためには、【小さな決断を積み重ねていく】ことを意識してください。少しずつでいいので、あなたの判断に責任を持つ練習をしましょう。

あなたは自分に自信がなくて、いろいろな物事を自分で決められず、誰かに決めてもらいたいという欲求が強いのではありませんか？　もしかしたら、自分で自分がよくわからないという感覚に悩まされている方もいらっしゃるかもしれません。

そして、従順でおとなしいあなたは、自分を犠牲にしてでも、パートナーに奉仕する役割を引き受けてばかりいるかもしれません。頼まれ事をはっきり断ることができないために、パートナーだけでなく、周囲の人にも振り回されているのではないでしょうか？　このままでは、あなたは、誰かにとって都合がいいだけの道具になってしまいます。

誰かからの評価が気になって、**失敗を怖れている**のかもしれませんが、「やっぱりこうしておけばよかった」と、あれこれ悩んで後悔するのをやめてみましょう。**あなたがどちらを選んでも失敗ではないことを学んでください。**

「自分の判断によって、失敗してしまうかもしれない」という恐怖を感じるかもしれませんが、**人は失敗するからこそ、大切なことを学ぶことができるの**

です。

例外はあるかもしれませんが、多くの人は、自分の判断にある程度の心細さを感じながら生きているものです。たとえ自信たっぷりに見える経営者や企業トップの人たちであっても、案外そういうものなのです。

そういった人は、これまでにたくさんの失敗を重ねながら、たくさんの決断をしてきた経験があるので、「人としての厚みが違う」と感じてしまうものですが、基本的には、あなたと同じなのです。あなたよりも、たくさんの決断をしてきたことで、鍛えられてきたのです。

あなたは優しい人なので、なかなか断ることができないかもしれませんが、**それでも、あなたがイヤだと感じることには、はっきりと「Ｎｏ！」と言う練習をしましょう。健全なパートナーシップというのは、対等な関係の上に成り立つものです。**あなたの気持ちを無視して一方的に要求を押しつけられるような関係は、もうこれで終わりにしましょう。

事例4　スピ系女子タイプ　ユマの物語

占い師のユマとレイキヒーラーのアキラは、とある自己啓発系のセミナーで知り合った。ユマの母親は彼女を出産したときに亡くなってしまい、ユマは母親というものを知らない。父親が、男手ひとつで大切に育ててくれたのだった。小さいころから、父親思いのユマの口グセは、「大きくなったらパパのお嫁さんになる」だった。

それに対してアキラは、父親のわからない私生児として未婚の母に育てられた。アキラは父親というものを知らないのだ。ふたりの境遇がお互いを惹きつけ、どちらから言い出すこともなく、交際らしきものが始まった。しばらくして、アキラはユマのアパートに転がり込み、一緒に生活するようになった。

ふたりは、どこに行くにもいつも一緒だった。生い立ちのせいか、どことなく陰があり、ふいに黙り込んでしまうアキラであったが、ユマにとってアキラは唯一無二の存在であり、言葉は交わさなくとも、ふたりはわかり合えていると思っていた。居心地の良い関係に満足していたせいか、特に結婚という形にこだわっていなかったユマとアキラは、籍を入れることもなく、そのまま何年か同棲生活を続けていた。

ところが、何の前ぶれもなく、アキラが突然姿を消した。ユマは、しばらくそのことには気づかなかった。それはアキラの荷物がそのままだったからだ。まるで、近所のコンビニに行ってくるかのように、タバコとライターがテーブルに置かれたままだった。いつもの部屋の光景がそこにあったのだった。

「いったい、どこに行っちゃったんだろう?」ユマは気になりながらも、なぜか不安になることはなかった。これまでも、アキラは、「ちょっと行ってくる」などと言って、ふらっと旅に出ることがあったのだ。レイキヒーラーとして、自分のエネルギーを整えるために癒しの旅が必要なのだろうと思っていた。

アキラが自分から離れてしまうなどとは、考えられなかった。そのうち「ただいま」と、この部屋に帰ってくるだろうと気楽に構えたまま、もう2年近くもアキラの帰りを待っている。なぜなら、ふたりは運命の絆で結ばれていると信じているからだ。

しかし最近になって、アキラと共通の友人から衝撃的な話を聞いてしまう。彼が、南の果ての島で、別の女性と夫婦になっているらしいという噂だった。すでに子どもがいるという。「そんなバカな！　何かの間違いでしょ？」ユマは、友人の話が信じられなかった。

事実を確かめたいとも思ったが、同時にそれが本当のことであったらと思うと、怖くなってしまい、彼の居場所を突き止めようなどとは思わなかった。「きっと大丈夫。これは、ふたりがどれほど強い絆で結ばれているかを、神様から試されているだけなのよ。そのうち私のところに帰ってきてくれるはず。だって、ふたりはひとつなのだから」。そうして、いつか自分のもとに帰ってきてくれると信じて、今もアキラを待ち続けるユマなのであった。

4
「スピ系女子タイプ」の卒業対策

「スピ系女子タイプ」のあなたが共依存から卒業するためには、【事実を確認する習慣を身につける】ことです。

共感する能力が高くて、繊細で傷つきやすく、癒されたい欲求が強いあなたは、パートナーとの「一体感」を大切にしているかもしれませんね。**しかし、あなたとパートナーは別の人格を持った人間です。必ずしもあなたと同じように考えていたり、感じていたりするとは限らないのです。**

あなたは、争いや対立を怖れるあまり、自分の欲求を抑え込んでしまってはいませんか？　空想の世界に救いを求めてしまいがちなので、パートナーや誰かの言うことを素直に信じてしまい、かえって傷つくことも多いのではないでしょうか？　**人の言葉を信じすぎる傾向があるので、くれぐれも注意してください。**

パートナーと一緒に生活していれば、価値観や考え方が似てくるとは思いますが、人間は宇宙人ではありませんから、言わなくても自動的に考えていることが伝わることはないのです。正直なところ、**パートナーが何を考えているかは、本人に聞いてみないとわかりません。**あなたの頭の中で想像して、あれこれ悩むよりも、まずは直接、本人に聞いて確認しましょう。

想像ではなく行動を優先していくことです。わからないことや不明なことは、まず確認してください。

そこで、簡単でいいので、記録する習慣を身につけましょう。具体的には、家計簿をつけてみるのもいいかもしれません。お金とは、生活を支える物質的なアイテムですから、現実を認めざるをえません。**その日に起きた出来事をメ**

モに残しておくだけでも、あとから客観的に事実を振り返ることができますし、思い込みに気づくきっかけにもなります。

繊細で傷つきやすいあなたは、現実を見たくないのかもしれません。もしかしたら、先延ばしグセを持っている方もいらっしゃるでしょう。先延ばしグセは、生活の質を下げてしまいがちな、とても厄介な習慣です。できる限り、少しずつ手放していきましょう。

引き寄せの法則やセレンディピティ（偶然の産物）は確かにあるかもしれませんが、何も行動せずに願っているだけでは、あなたが望む結果を引き寄せることはできません。具体的にどのような行動をとれば、その願いが叶うのか、実際に紙に書いて、計画を立ててみてもいいかもしれませんね。

魔法ではなく、あなた自身の能力を信じて、人生の迷子から卒業していきましょう。

事例5 ウサギちゃんタイプ さくらの物語

さくらは自由奔放で恋多き女として、地元では有名人だ。古くからの友人たちは、彼女が違う男性と連れ立って街を歩いているところを、たびたび目撃している。近所の人たちからは、さくらの家庭は、お堅い家と思われている。それにもかかわらず、彼女がなぜそのような派手な遊びに夢中になっているのかが、とても不思議だった。

父親は有名企業の重役、母親は会社を経営する実業家で、ふたりとも同じ国立大学の経済学部の出身だ。さくらはひとり娘で、何不自由なくのびのびと育てられた。外側から見れば、確かにそうだったのだが、さくらにとっては、決して安心できる家庭環境ではなかった。さくらには、どうしても記憶から消し去りたい過去があったのだ。

さくらは、小学生のころから、父親から性的虐待を受けていた。初めは、大好きなパパと遊んでいる感覚でいたのだが、しだいに身体への接触が多くなっていったことを覚えている。小学校高学年になるころには、自分がされていることの意味がわかるようになり、「私は汚れてしまった」という後悔と共に、気持ちがふさぎ込むようになっていった。

それでも、父親のことは嫌いになれなかった。なぜなら、ふだんは、自分のわがままを笑って許してくれる優しいパパだったからだ。もしも、父親とさくらの秘密が母親に知られたら、家族が壊れてしまうのではないかと考えると恐ろしく、このことは誰にも言えなかった。

さくらは、過去の記憶を忘れさせてくれそうな居場所を求め、中学に入ると夜の街をうろつき始めるのだった。そのころには、長年続いていた父親からの性的虐待は、なくなっていた。都会の雑踏の中にいても、ひときわ存在感を放つさくらは、中学3年生のときに原宿でスカウトされ、アパレル広告のモデルやテレビドラマのエキストラとして活躍するようになった。

遊び感覚で仕事を始めたさくらも、すでに25歳になっていた。同じ芸能事務所の男性たちと、次々と交際しては別れを繰り返す恋愛は、事務所に入ってまもないころから始まっていたが、このころには、元のわがままな性格に拍車がかかり、たとえ真夜中であっても、気分次第で男性を呼び出すなどは、日常茶飯事になっていた。

ときには、「これからクスリを飲んで死ぬ」と、睡眠導入剤を大量に服用したことがわかる画像を送りつけては、今すぐ部屋に来るように命令するのだった。さくらの心は、群がる多くの男たちに囲まれていながらも、決して満たされることはなかった。

誰と、どこにいて、どんなことをしていても、その場では心が満たされたとしても、必ずと言っていいほど、あとから「虚しさ」が襲ってくるのだった。「いつまでこんなことが続くのだろう？」と、ときおり、ぼんやりと考えながらも、こんな生活から逃れられないさくらなのであった。

5 「ウサギちゃんタイプ」の卒業対策

「ウサギちゃんタイプ」のあなたが共依存から卒業するためには、【人を信頼する】ことを学びましょう。

ひとりの寂しさに耐えられないあなたは、パートナーを束縛してしまってはいませんか？　かまってもらえないと、寂しさを埋めるために、不特定多数の異性と性的なかかわりを持ってしまう方もいらっしゃるかもしれません。**あなたのどうしようもない寂しさのもとになっているのは、「見捨てられ不安」と言われるものです。**

「見捨てられ不安」は、愛情を求めるあまり、パートナーにしがみついて離さないほどの、激しい衝動を引き起こします。それはまるで、おなかをすかせている赤ちゃんが、夢中でお母さんのおっぱいにしゃぶりつくような激しいものです。そのため、あなたにしがみつかれたパートナーは、とても重苦しく、息苦しさを感じてしまうかもしれません。

　あなたは、遠い過去に寂しい思いをして、深く傷ついてきたかもしれませんが、**今、あなたの目の前にいる人は過去に出会った人物ではないのです。**それを、しっかりとあなた自身に言い聞かせることです。「この人は私を見捨てたりしない」と、実際に言葉に出して言ってみるのも効果的でしょう。

「この人も、きっと私を見捨てるに違いない」と、無意識のうちに思い込んでいると、ちょっとしたきっかけで、「どうせ私のことなんて、どうでもいいと思っているんでしょ！」などと、感情が爆発してしまい、うっかり相手を傷つけるような言動をしがちです。結局は、あなたのふるまいによって、「見捨てられる体験」を引き寄せてしまうことになるので、注意が必要です。

気分の浮き沈みが激しく、好きと嫌いの間を、極端から極端に行ったり来たりするので、周囲の人を困らせてしまうこともあるでしょう。安定した人間関係を築くのが難しいと、自覚されている方もいらっしゃるかもしれません。

寂しさのあまり、自己破壊的な衝動を抑えられないようなら、そのようなときは、信頼できる専門家を頼ってください。あなたが怖れていることは、あなたの頭の中だけで展開されているだけなのかもしれません。衝動を抑え切れずに行動してしまう前に、あらかじめ、あなたが安心して相談できるセーフティーネットを用意しておきましょう。

事例6　女優タイプ　麗華の物語

麗華は、幼いころからたくさんの大人に囲まれて、ちやほやされて育った。麗華の家は先祖代々、大地主として、その地域でも名の通った家柄だった。祖父は地元の代議士を何期も務め、父親も祖父の関連事業で成功していた。

麗華は、いわゆるお嬢様として育ったが、祖父も父親もいつも仕事で忙しく、一緒に遊んでもらった記憶がない。実家には使用人が何人かいて、母親が家事をすることはほとんどなく、使用人にまかせることが多かった。それよりも、「今日は婦人会の会合があるから、娘をよろしく」などと、麗華を置いて、きれいに着飾って出かけていくのだった。

幼いころの麗華は、使用人たちから、何不自由なく世話をしてもらってはいたが、親たちは、子どもと向き合う時間がないことをお金の力を使って、ごまかしているように感じていた。そんな、うわべだけの愛に、子どもながらにうんざりしていたのだった。本当はお金を使って贅沢することよりも、家族と触れ合う時間が欲しかったと自覚しているくらいだった。

教育熱心な両親のおかげで、成績は優秀で、有名私立大学に合格することができたのだが、本人は、親に言われた進路に素直に進む気にはなれず、あっさり中退してしまう。それからというものは、暇を持て余して、素行の悪い友人と派手に遊び回り、散財してしまうのだった。

両親は、せめて遊ぶお金くらいは自分で稼ぐようにと言って、知人が経営する銀座のクラブでアルバイトをしてみないか？　と麗華に持ち掛けた。若さと美貌だけでなく聡明さも兼ね備えていた麗華は、たちまち店のナンバーワンになった。

麗華はそこで、実業家の黒沢と知り合った。彼とは父親ほどに年の差があったのだが、麗華をホステスとして扱うようなことはせず、女性への気遣いが洗練されていて、大人たちに囲まれて育った麗華の目にも、とても魅力的に映った。

結局、出会って数か月後に黒沢と結婚した。黒沢には二度の離婚歴があり、元妻との間に、それぞれ子どもがいて、成人を迎えていない子どもには、いまだに養育費を支払っている。年齢の差こそあったが、両親はこの結婚に反対することはなかった。

「財産目当ての結婚」と、さんざん噂されたが、麗華は他人の嫉妬がまったく気にならなかった、年の離れた夫に「父性」を求め、自分も夫を支えようと、純粋な思いで結婚したつもりだった。ところが、麗華が30歳の誕生日を迎えるころになって、夫が20代の若い女性と不倫関係になっていることがわかったのだ。

穏やかな物腰で、誠実に見える黒沢だったが、今にして思えば、元妻とも20歳近くの年の差があり、その洗練されたふるまいは、若い女を手元に置いておくための手段だったのではないかと疑いたくなった。黒沢は、政界に進出しようと企てていた。麗華と結婚することで、麗華の「家柄」と「人脈」というブランドを手に入れて、自分の出世のために利用するつもりだったのだ。

6

「女優タイプ」の卒業対策

「女優タイプ」のあなたが共依存から卒業するためには、【内側の世界を広げ

ていく】ことにチャレンジしてみてください。あなたが、興味のある分野を深掘りしてみるのです。

たとえば、お料理が好きなら、いつもはつくらないようなお料理のレシピに挑戦する。映画が好きなら、いろいろなジャンルの作品を鑑賞するなどして、会話のネタになりそうなものを、たくさん増やしていくのです。あなたの内側の世界を充実させることで、**心と心が触れ合う体験も増えていくのです。**

注目を浴びたいあなたは、いくつになっても外見を磨き続ける「意識高い系」と言えるでしょう。美しさを追求することに熱心で、身に着けるものにもこだわりがあると思います。常に周囲からどう見られるかを意識しているので、自分をプロデュースするのが得意でしょう。

また、あなたはすでに人気者の地位を確立していると思いますが、ときどき、むなしい気持ちに襲われて、孤独を感じることはありませんか？　あなたをちやほやしてくれる人はいても、心のつながりを実感できないことが原因かもしれません。

あなたは、多くの人に気に入られようとして、つい、その場で相手に話を合わせてしまい、八方美人になってはいませんか？　人の意見に左右されやすいという自覚もあるのではないでしょうか？　八方美人は、最終的には、誰からも信用されなくなってしまうものです。自分の考えをしっかり持つことで、八方美人を卒業できれば、ますますあなたの魅力が増していくでしょう。

あなたは見た目にこだわりがあるため、美容やファッションに多額のお金をつぎ込んでしまうこともあるでしょう。ブランド品を好む傾向が強いと思われますので、買い物をしすぎて、クレジットカードのローンが返済不能なくらいに膨らんでしまった場合は、ひとりで抱え込まずに、誰かに助けを求めましょう。

また、異性の目を引くような、露出の多い服装を好む方もいらっしゃるかもしれません。危険な目に遭う可能性が高くなりますので、自分の身を守る方法を日ごろから準備しておきましょう。

事例7 悲劇のヒロインタイプ 美咲の物語

美咲の家庭は、世間の目から見ても、かなり厳しいものだった。父親は、彼女が幼いころから、覚せい剤使用の罪で服役中だった。母親は、ひとりで美咲を育てていたが、子育てというより、「飼育」という表現がふさわしい状態だった。夜の盛り場で仕事をしていた母親は、朝方に帰ってくると、そのまま着替えることもせず、食べ散らかしたコンビニ弁当のカラやペットボトル飲料などのゴミが散乱する部屋の片隅で、泥のように眠りにつくのだった。

母親は実家とは疎遠だったため、美咲の面倒を見てくれるような親戚はおらず、美咲は夜もひとりで過ごし、母親がまだ帰ってこない朝に学校へ行くこともあった。

そんな暮らしが続いていたが、あるとき、母親が店の客を家に連れて帰ってきた。どうやら、母親と恋仲になったようだった。その男は、美咲の父親と同じように、母親の稼ぎを当てにしているような人間で、パチンコで財布がカラになると、昼間から家でゲームをしながらブラブラしているのだった。

あるとき、その男は、母親が留守にしている間に美咲に襲いかかってきた。美咲は、腕をつかまれながらも必死に抵抗した。下着をはぎ取られそうになったとき、美容院から母親が帰ってきた。目の前の光景を見て、母親は思わず叫んだのだった。

「この泥棒ネコ！　私の良い人を、たぶらかしやがって！」と、裸にされそうになって、おびえている美咲を気遣うどころか、自分の恋人を誘ったのだと思い込み、口汚い言葉を浴びせて美咲を責めたのだった。母親は怒りにまかせて、暴れたいだけ暴れ、飲みかけの缶ビールを美咲に投げつけた。「出ていけ！」、母親はそう叫んで、彼女をその場で追い出してしまった。

着のみ着のままで追い出されたのは、美咲がまだ中学生のときだった。途方に暮れていた美咲だったが、夜の街で声をかけてきた男に引き取られて、何とか食いつなぐことはできた。ただし、その代償として支払うものはあまりにも大きすぎた。

何の仕事をしているのかよくわからない男だったが、拾ってもらった恩だけは感じていたので、男に言われるまま、年齢を偽ってキャバクラで働かされるのだった。20歳になるころには、すっかりキャバ嬢らしくなっていたが、それでも、平気で下着に手を入れてくるような行儀の悪い客の相手をするのは、やはり苦痛だった。

ストレスを発散するために、美咲は仕事帰りに早朝も営業しているホストクラブに通うようになった。美咲は、ホスト遊びにすっかりハマってしまい、ナンバーワンホストの翔に多額のお金をつぎ込むようになっていったのだった。

翔は甘え上手で、店で着る衣装や腕時計などを購入するために、多額の借金をしていたのだが、「世界で一番好きなのは美咲だよ」などと、甘い言葉を耳元で囁いて、美咲の心をつかんでは、お金の無心を繰り返すのだった。

せっかくキャバクラで働いていても、ホストクラブで散財していては、お金がいくらあっても足りないのは明らかだった。そこで、キャバクラ以外にも、デリヘルやＡＶ出演などで稼ぐようになったのだが、病気をうつされたら大変なことになると思いつつも、性を売り物にする稼ぎ方しか美咲には思いつかなかった。

すべては、翔と少しでも長く一緒に過ごすためだった。それが偽物の恋愛だと、頭ではわかっていても、翔と一緒にいるときだけは、気分が落ち着くのだった。「いつかは、本当に結婚してくれるかもしれない」、そんな淡い期待を抱きながら、やっとの思いで生きている美咲なのであった。

7 「悲劇のヒロインタイプ」の卒業対策

「悲劇のヒロインタイプ」のあなたが共依存から解放されるためには、【問題を探すことをやめて、責任の所在を明らかにする】ことです。

あなたはいつもパートナーの問題で頭がいっぱいになっていて、ハラハラ、ドキドキするような、落ち着かない日常生活を送ってはいませんか？　こんがらがっている状態の中で、せわしなく動き回っているかもしれません。

親から「迷惑をかけてはいけない」と言われて育ってきたあなたなら、「私が何とかしなければ」と思い込んで、パートナーの問題に振り回されているかもしれません。わざわざ他人の問題に首を突っ込んで、自分の身を危険にさらしていませんか？

実際に暴力を受けていたり、借金を抱えても働かないパートナーの代わりに、あなたが働いて借金の肩代わりをしたり、家計を支えるだけでなく、家事全般もひとりでこなしていたり、本来ならパートナー本人が負うべき責任を、あなたが代わりに引き受けてはいないでしょうか？

パートナーが解決すべき問題まで、あなたが責任を取って、横取りしてしまっては、本人の成長を奪ってしまいます。あなたが取り組むべき問題と、パートナーが取り組むべき問題を区別して、そもそもその問題は誰のものなのか？　誰が解決すべき問題なのかを明確にしましょう。

とりわけ自己肯定感が低いあなたは、自分が幸せになることを、心のどこかで拒否している可能性があります。家の中に混乱が起きていて、ハラハラしたり、ドキドキする状態に慣れてしまったあなたは、**静かで穏やかな状態では、逆に落ち着かない感覚に襲われてしまうかもしれません。**

問題が深刻であればあるほど、「私が何とかしなければ」と責任を感じるのであれば、あなたの自己肯定感の低さも、深刻なものである可能性があります。

迷惑をかけたくないあまり、ひとりで問題を解決するのが良いことだと思い込んでいるので、相談するタイミングを逃してしまい、あなたが抱え切れないほど問題が大きくなってから発覚することもあるでしょう。

誰かに相談したからといって、あなたの評価が下がるわけではありません。弱音を吐くことも、ときには大切なことなのです。もしも、今のあなたが笑顔を忘れているのだとしたら、あなたはがんばりすぎているのです。周囲の助けを借りて、笑顔を取り戻していきましょう。

事例8　人見知りタイプ　文香の物語

文香は、京都の西陣織の老舗で育った、4人きょうだいの末っ子だ。長男は家業を継いでおり、長女は地元の商工会で知り合った染物屋の息子と結婚して、地元の産業のPR活動に参加している。次男は、海外に留学して、経営について学んでおり、今は中小企業経営のコンサルタントとして活躍している。

文香は人見知りで、小さいころから友だちは少なかった。外遊びはほとんどしたことがなく、いつも部屋にこもって、着せ替え人形で遊んでいるようなおとなしい子どもだった。手先が器用で、家の工房にある材料を使っては、自分でお人形の服をつくるのが得意だった。今でも、作品は家に保管してあるが、とても小学生の子どもがつくったものとは思えないほどの出来栄えだ。

刺繍が趣味で、一日中、ひとりで部屋にこもって刺繍に熱中する日々を送っていた。刺繍に関しては、初めから自分で図案をデザインするなどプロ並みの腕前で、知人からは、何度も作品を展覧会に出展するように勧められているのだが、本人は表に出て目立つことを嫌がっている。彼女がつくるバッグやポーチなどの小物やタペストリーの一部は、たまに知人にプレゼントするくらいで、せっかくつくった作品も、家にたまる一方だった。

おとなしい文香は、友人と連れ立ってどこかに外出することもめったになかった。昔からの友人でさえ、LINEで連絡を取っても、未読のまま放置されていたりするほどだった。最近では、SNSで、ハンドメイドの作品を公開している人もいるというのに、文香は、まったく興味を示さなかった。

そんな素晴らしい才能がある文香だが、すでに30歳を過ぎている。一度も就職したことはなく、引きこもりとは言えないまでも、実家にパラサイトしている状態だった。世間体を気にする両親からは結婚をせかされていた。伝統のある家系だけに、末っ子といえども、どこの馬の骨ともわからない男と結婚させるなど、両親には考えられなかった。何度もお見合いを繰り返しているのだが、いつも文香のほうから断るのが常だった。

実は文香には、ひそかに思いを寄せている人がいたのだ。近所の幼馴染みの大樹のことが、いまだに忘れられないのだった。大樹は、飲食店のひとり息子で、離婚した母親とふたりで生活している。離婚した当時、母親には恋人がいたのだが、再婚することはせずに、料理の腕を生かして、おばんざい屋をたったひとりで切り盛りしているのだった。

中学時代に、一度だけ大樹とデートをした。そのことが、近所の人から両親に伝わってしまい、そのころからすでに、家柄が違うという理由で両親から猛反対されていたのだった。

文香は、繊細で心優しい大樹が好きだった。大樹は、道端で拾った子猫を引き取って世話をするような、動物好きな優しい少年だった。彼は、大学卒業後に、いったん企業に就職したものの、今は、獣医師を目指してがんばっている。

大樹に思いを寄せてはいたのだが、彼と結婚できるどうかは、文香にとってあまり問題ではなかった。そもそも、他人と一緒に生活すること自体が、文香にとっては困難に思えたのだ。彼との思い出があるだけで十分のように思えて、彼と親密になることには、ある種の恐怖すら感じていた文香だった。

8

「人見知りタイプ」の卒業対策

「人見知りタイプ」のあなたが共依存から卒業するためには、【自分をさらけ出す勇気を持つ】ことです。

人見知りで、ひとりでいるほうが気楽に感じてしまうあなたは、自分のカラに閉じこもりがちですよね？　パートナーに限らず、人とかかわるときは、必要以上に気を使って、疲れてしまうことが多いので、そもそも人とかかわることを避けている方もいらっしゃるかもしれません。

あなたは、自分の「感情」を表現することに抵抗を感じてはいないでしょうか？　あなたがそのようになってしまった背景には、小さいころに、「そんなことをするなんて、変な子ね」などと親から言われたことを、拒絶されたと思い込んで、深く傷ついてしまった可能性があります。

もしかしたら、自分が何を感じているのかさえ、わからなくなっているのかもしれません。自分の「感情」を言葉で表現することに難しさを感じているのは、**「また恥をかいてしまうのではないか？」「相手に受け入れてもらえないかもしれない」といった、恐怖を感じているためだと思われます。**

ひとりで過ごす時間が多くても、本当は「かまってほしい」という欲求はありませんか？　ひとりの寂しさを、がまんしてはいないでしょうか？　そんな「あまのじゃく」なあなたでも、仕事や趣味など、共通の話題で盛り上がれるような関係であれば、比較的、安心して人とかかわれるはずです。

本当は、パートナーともっと親密になりたいのに、それができずにいる自分にもどかしさを感じていることもあるでしょう。あなたは傷つきやすいので、人とかかわるときは、自分を守っている自覚があるかもしれません。だからこそ、慎重にふるまうことができるため、人間関係で失敗する確率は低いとは思いませんか？

あなたには、過去に誰かから批判をされて傷ついた経験があるかもしれません。それが本当の自分を表現することを避け、ひとりの世界にこもるようになったきっかけになっていると思いますが、批判はその人の意見にすぎないと割り切ってしまうことです。

恥をかきたくない、傷つきたくないという怖れから、パートナーとのかかわりを避けて、コミュニケーションをとることをあきらめてしまわずに、少しずつ、自分をさらけ出すことにチャレンジしてみてください。もし芸術的なことが好きなら、パートナーと一緒に創作活動をするなど、作品を通じて自由に表現してみるのも、自分の力を取り戻す良いきっかけになると思います。

Ⅱ 共依存卒業のための対策と習慣

ここまで、タイプ別に共依存卒業のための対策をご紹介してきましたが、ここからは、誰にでも役立つ対策と習慣について解説していきます。

卒業対策 1 ひとりの時間をつくって、自分と向き合う

まず、初めに取り組んでいただきたいことは、「ひとりの時間をつくり、自分と向き合う」ことです。

「共依存」という生き方を身につけてしまった人は、いつも自分以外に意識が向いています。それは、ヒトだけでなく、モノやコトについても、例外ではありません。

たとえば、あなたの周りに、次のような人はいませんか？　**このような人たちに、あなたは大きな影響を受けているかもしれませんし、もしかしたら、あなた自身にも当てはまっているかもしれません。**

- 「あ～忙しい！　誰も手伝ってくれないから、私ひとりで家事をこなさなきゃならなくて、本当に大変！」などと言いながら、自分のやりたいことをがまんして、家族の世話を焼いている人。
- 噂話に敏感で、ワイドショーや女性週刊誌に出てくるようなゴシップは大好きだけれど、自分のことは一切しゃべらない人。

● 恋愛モードに突入すると、彼のことばかりが気になって、メールやLINEのチェックのために、仕事が手につかなくなってしまう人。

● ブランド物が大好き。ヒマさえあれば、買い物に出かけたり、ショッピングサイトで、つい、クリックして散財してしまう人。

人それぞれ、忙しい事情はあるでしょうし、趣味にハマることもあるでしょう。近ごろでは「推し活」に命をかけている方もいらっしゃると思いますが、それが度を超えていて、家族に迷惑がかかっているとか、何も手につかないとか、健康を害していたり、生活に支障が出ているのだとしたら、それは立派な「共依存」の症状かもしれません。

「共依存」とは、「自己喪失の病」とも言われ、自我の確立に失敗しているため、いつも心にポッカリと穴が開いているのです。自分の心の虚しさを埋める

ために、「もっと、もっと」と、強迫的に行動してしまうので、すべての「依存症」の原因となりやすい生き方なのです。

そして、**「共依存」を抱える人というのは、自分を粗末に扱う天才です。**自分以外に意識が向きすぎているので、心や身体が疲れ切っていても、ぜんぜん気がつかずに、突然倒れてしまうことも珍しくないのです。**自分の「感情」すらもわからず、身体の感覚も鈍っていることが多いのですね。**

そもそも、自分以外の「ヒト」に意識が向いているので、「誰か」が変わってくれることを期待しがちですが、残念ながら、あなた以外の「誰か」を変えることはできません。誰かが変わってくれることを期待しているうちは、「理想の幸せ」から遠いポジションにいるのだと思って、あきらめてください。

「共依存」から卒業するには、自分に意識を戻していく必要があるのです。ところが、「自分と向き合う」と聞くと、「ひとり反省会」や「自分責め」が始まってしまう人が少なくありません。実は、私もそうだったのです。

「ひとり反省会」や「自分責め」で、あなたをイジメるのではなく、**あなた自身が「誰よりも優しいあなたの理解者」になってほしいのです。**「私は、何を感じているのだろう？」「私は、どうしたいのだろう？」「私は、何を望んでいて、何を望んでいないのだろう？」「私が喜ぶこと、幸せに感じることはどんなことだろう？」。そんなことを、一つひとつ、あなた自身に質問してみてください。

「共依存」の原因は、過去の体験に基づいた「感情」にあります。自分と向き合う作業が、今まで見ないふりをして、置き去りにしてきた「過去の傷ついたあなた」に出会うチャンスを与えてくれるのです。

心構え

1 「自分以外」に向けている意識を自分に向ける

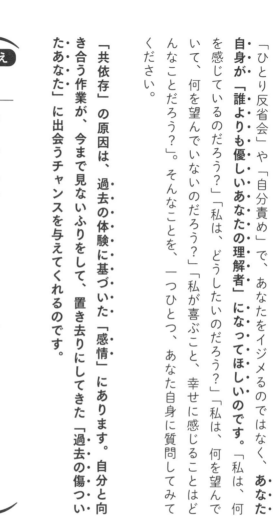

卒業対策 2 どんな自分も受け入れる「覚悟」を決める

自分と向き合う作業に取り組んでいると、必ずと言っていいほど、「ダメな自分」や「見たくない自分」に気がついてしまいます。「そういえば、あのとき、あんなことをしてしまった」、そんな過去の出来事を思い出すこともあるでしょう。

そうなると、ついつい反省モードになって、自分を責めてしまう方もいらっしゃると思います。思わず逃げ出してしまいたくなるかもしれませんが、ここを乗り越えてきた私としては、そんなときこそふんばってほしいのです。

自己肯定感を高めるというと、何らかの結果を出して、誰かから評価されるようなことをしなければならないと思っている方が多いのですが、実は、その考え方ではうまくいかないのです。

意外に思われるかもしれませんが、**「自己肯定感を高くしたい」と思ったら、その逆のことをしたほうがいいのです。自己肯定感を爆上げするコツは、どんなにダメな自分もすべて受け入れる「覚悟」を決めることです。**

親や誰かの顔色をうかがいながら、ここまで生き延びてきたあなたにとっては、とても恐ろしいことに感じられるかもしれませんが、これが「自己受容」と呼ばれるものです。本来ならば、小さいころに親から、「あなた」という存在そのものを受け入れてもらう体験をしたほうがよかったのですが……。

あなたが「こんな私は絶対に知られたくない」「恥ずかしいから隠しておきたい」と思っている、その欠点や、まるで悪魔のようにブラックな部分、あなたが「許せない、認めたくない」と思っている、その受け入れたくない部分ほど、受け入れてあげてほしいのです。

「どんな欠点があっても、世界で一番、あなたが大好きだよ！」

そういった、**肯定的な言葉や態度を、親から受け取ってきた子どもは、大きくなっても、「私は、この世界から受け入れられている存在なのだ」ということを、無意識で確信しています。ですから、たとえ困難に思える状況に巻き込まれても「私は、愛されている。きっと何とかなるはず」と自分を取り巻く世界を信頼していて、安心感で満たされているのです。**

このような絶対的な安心感を、小さいころに親から与えてもらえなかったあなただからこそ、あなた自身が、あなたに与える必要があるのです。

あなたが全力で否定したいと思っている、**そのネガティブに思える欠点こそが、本当は親から愛されたかった子どものころのあなたなのです。**あなたがあなたの一部を否定して、拒絶している状態では、自己肯定感が上がるどころか、逆効果になってしまうのです。

親から認められたくて、親から愛されたくて、あなたがどれほどがんばってきたかを思い出してください。「良い子」だから愛されるのではなく、**あなたが「良い子」であろうとなかろうと、親から愛される体験を、あなたが親の代わりになって、小さかったあなたに与えるのです。**

あなたが隠したいと思っている、その「あなた」にこそ、光を当て、ただただ許し、愛で包み込むことができれば、「私は私のままでよいのだ」という、ゆるぎない安心感で満たされていくのです。

あなたが隠したがっている「良い子」でない部分は、あなたが思っているほど「悪い子ちゃん」ではないはずです。あなたがほかの誰かになれないように、ほかの誰もがあなたになることはできません。どんなあなたも、この世界で唯一無二の尊い存在なのです。

何度も繰り返しますが、どんなあなたも「大切なあなた」なのです。あなたのネガティブな部分を受け入れる勇気を出してください。勇気を出すのは、**ほ**

かの誰でもなく、あなた自身にしかできないことなのです。

心構え

2

あなたが全力で否定したいと思っている欠点を許し、愛する

卒業対策 3

変化や成長を止めてしまう「被害者意識」を手放す

多かれ少なかれ、誰の心の中にも、あまり望ましくない態度をとってしまう「悪い子ちゃん」がいます。

この「悪い子ちゃん」は、はるか昔の過去に傷ついたまま、すねてしまっている「インナーチャイルド」なのです。

「共依存」から卒業するために、次にあなたが取り組むべき課題は、**「インナーチャイルド」が、すねていることに気づき、人生そのものをこじらせてしまう「被害者意識」を手放すことです。**

「被害者意識」とは、自分が幸せでないことを、誰かのせいにしていることです。 過去に傷ついてきた小さな子どものあなたが、「誰か私を幸せにしてよ

〜！」と、大声で叫んでいるのです。

この「被害者意識」を手放せずにいると、自分以外の誰かのせいで自分が不幸になっているという「思い込み」から逃れることはできませんから、ついついケチをつけたくなってしまうのです。

愛し合って、お付き合いしたはずなのに、愛し合って、結婚したはずなのに、同じ時間を過ごしているうちに、いつのまにか、パートナーのアラばかりが目につくようになってしまうのも、この「被害者意識」があるからなのです。

その心の奥底には、「私は悪くない」「私は正しい」という、自分を正当化したい欲求があります。その思いを手放せずにいると、**「怒り」をはじめとした不快な感情を、常に味わうことになってしまいます。**そこで、「被害者意識」を手放すための、とっておきの方法を伝授します。

それは、「愚痴・悪口・不平・不満・文句を言うのを一切やめると決断する」ことです。

こんなことをお伝えすると、「じゃあ、私が全部がまんしなきゃならないっていうわけ!?」などというクレームが聞こえてきそうですが、「がまん」は必要ないのです。人間ですから、ときには、湧き上がる感情を思いっ切りぶつけたっていいのです。**ただし、適切な方法で表現してくださいね。**

あなたに必要なのは、「がまん」することではありません。**「もしも、あなたが不満に思っていることがあるのだとしたら、それを改善できるように、今のあなたにできることを少しずつ行動に移してみませんか?」というのが、私からの提案なのです。**

「被害者意識」が強い人ほど、自己肯定感が低く、劣等感が強い傾向があります。自己肯定感が低ければ低いほど、劣等感が強ければ強いほど、その度合いに合わせて、愚痴・悪口・不平・不満・文句が多くなるのです。

なぜそうなってしまうのかと言えば、「被害者意識」が強い人というのは、**「私は無力な存在なのだから、自分の力で現実を変えていくなんてできるはず**

がない」と、無意識に信じ込んでいるからなのです。自分以外の誰かに、この苦しい現実を、何とかして変えてもらおうとしているので、「今すぐ私を幸せにしてちょうだい！」という欲求が、人一倍、強くなってしまうのです。

この状況を、第三者の視点で、よ〜く観察してみてください。まるで、無力な赤ちゃんが、顔を真っ赤にして泣きながら怒っているように見えてきませんか？

「被害者意識」をできるだけ早く手放して、幸せを手に入れる「力」を取り戻していきましょう。

心構え 3
「愚痴・悪口・不平・不満・文句を一切言わない」と決断する

卒業対策 4

自分の行動、感情に責任を持つ

あなたがよかれと思ってした行動に対して、パートナーが思うように反応してくれなかったとき、**「私が、こんなにしてあげているのに！」と、怒りが湧いてくることはありませんか？** この場合、パートナーに「怒り」が湧くといった問題が起こるのは、あなたが望んでいた、**思い通りの結果が得られなかったからかもしれないのです。**

そんなあなたに、これから、質問をします。この質問がグサッと胸に刺さるかもしれませんが、逃げずに、あなたの内側と向き合ってほしいのです。いいですか？　それではいきますよ！

その行動の「動機」の部分を、振り返ってみください。もしかしたら、あなたの「承認欲求」を満たすために、その行動をしたのではありませんか？　ここを認めるのは、想像以上に難しいかもしれません。しかし、これ以上あなたが苦しまないためにも、逃げずに、この事実を認めてほしいのです。

相手から思ったような反応が返ってこなくて、「怒り」を感じるのだとすれば、あなたは、本心を偽ってその行動をしたということです。**本当はやりたくないのに、自分に無理をさせていたからこそ「怒り」が湧くのです。**純粋に「パートナーを喜ばせたい」という、正真正銘のまごころからその行動をしたのだとしたら、たとえ思うような反応が返ってこなかったとしても、「喜んでもらえなくて残念だ」と感じることはあっても、「怒り」を感じることなど、あるはずがないのです。

自分の行動に責任を取れる人というのは、自分の行動そのものに満足している人なのです。相手がどんな反応を見せようと、結果がどうであろうと、それはまったく関係ないのです。

あなたが望む結果を手に入れるために、パートナーを利用して満足するようなこととさえしなければ、あなたは、いつだって穏やかな気持ちでいられるようになるのです。あなたが、あなたの本当の気持ちにしたがって、あなたの責任で行動できるようになれば、この先もずっと、不快な感情に悩まされることはなくなっていくのです。

「怒り」は二次感情と言われますが、**その「怒り」の感情の下には、「寂しさ」や「悲しさ」などの、別の感情が隠されています。**そして、それらの感情は、過去の体験が関係している可能性があるのです。

あなたが、「本当は何を考え、何を感じているのか？」は、あなたにしかわかりません。**あなたが、なぜその「感情」を抱いたのか？　あなた自身が気づいてあげる必要があります。そして、その「感情」を適切に表現して、行動に移していきましょう。「感情」の責任を取るとは、そういうことなのです。**

ただし、パートナーから暴力を受けているなど、理不尽な対応をされている場合は、また別の問題です。まずは、あなたの命や人間としての尊厳を守るために、自分を守る行動をとりましょう。**あなたを守るのは、あなたの責任ですが、ひとりで解決しようとしなくてもいいのです。必要に応じて適切な専門機関に相談しましょう。**

「眠れない」「気分がふさぎ込む」「今までできていたことが、できなくなった」「不特定多数との性交渉がやめられない」、そのほかにも、生命をおびやかす危険がある「拒食症」や「過食嘔吐」「リストカット」など、感情面や行動面に困難を抱えている場合などは、ためらわずに精神科や心療内科を受診してください。

精神科や心療内科の選び方は、これまでの実績（学会の認定医であることや論文など）をよく確認してください。基本的には、精神科に相談すればよいと思いますが、身体症状を伴うなら、心療内科を選ぶとよいでしょう。医師も人間ですから、「相性」もあるかと思いますが、パーソナリティー症や依存症治療の実績がある医療機関であることを確認してから受診するとよいと思います。ときには、セカンドオピニオンを希望されることもあるでしょう。その場合は、これまでの治療経過がわかるよう「診療情報提供書」を書いてもらうようにお願いしてください。

精神疾患は、薬だけで良くなることがないのは、私自身が体験済みです。薬物療法だけに頼らずに、睡眠・運動・食事などの生活習慣を改善して、必要に応じて、デイケアや自助グループへの参加、認知行動療法やカウンセリングなどを受けてください。あなたをより良い状態にするために、助けを求めるのは悪いことではありません。多少のお金がかかったとしても、ここは自分を犠牲にして「がまん」しなくてもよいのです。

心構え

4

「称賛されたい」など、人を利用して満足を得ようとするのをやめる

卒業対策 5

どんなときにパートナーへの不満を感じるのかを洗い出す

あなたは、パートナーに不満があっても、「もう、あの人には、何を言ってもムダ」などと、あきらめているかもしれませんが、**その不満は、いったいどこからやってくるのか、考えてみたことはありますか？** あなたの不満を「いつもそこにあって当たり前のもの」にしないでください。

私たち人間は、一人ひとりが、色の違うメガネをかけて、この世界を眺めているのです。

ちょっと、想像してみてください。コップの中に水が半分残っているときに、「もう、半分なくなってしまった……」と感じるのか？「まだ、半分もある！」と感じるのか？ あなたはどちらですか？ **同じコップの水なのに、人によっ**

て、**感じ方がまったく異なることがあるのです。**

実は、その人が、どんな色のメガネ（＝思い込み）を持っていて、どんな感じ方をしているのかは、**その人の過去の経験によって、違いが出てくるのです。**

たとえば、小さいころに親が仕事で忙しく、家に帰ってくるのが遅くて、寂しい気持ちになっていた経験がある人を想像してみてください。

過去に傷ついてきた、その人の中にいる「子どものころの自分」がすねていると、「きっと、この人も、私をひとりで待たせて寂しい気持ちにさせるに違いない」、そうやって、無意識のうちに決めつけてしまうことがあるのです。

いつもよりもちょっと帰りが遅いだけでも、胸がザワザワしたりして、**不安を先取りしてしまうのです。**

そのほかにも、何度も親に約束を破られて傷ついてきた経験がある人は、「この人も、きっと約束を破って、私を裏切るに違いない」などと、子どものころに刻み込まれた「思い込み」に心をあやつられて、目の前の人が、まだ何もしていないうちから、「どうせまた私を裏切るんでしょ！」などと、怒りをあらわにして、関係を悪くしてしまうことすらあります。

信じられないかもしれませんが、このように、**人間という生き物は、自分の内側で起きていることを、いとも簡単に目の前の人に「投影」してしまうのです。**

あなたが、パートナーのどんな言葉に傷ついてしまうのか？　どんな態度に不満を持ちやすいのか？　あなたの内面をしっかり見つめていくことで、過去の小さかったあなたが、握りしめてしまった無意識の「思い込み」に気づくことができるのです。

心構え

5

自分の思い込みで相手の気持ちを決めつけるのをやめる

卒業対策 6

過去の洗い出し、棚卸し作業に取り組む

さあ、ここからは、あなたの「思い込み」のもとになっている、過去の出来事を洗い出す作業に取り組んでいきます。

初めにお伝えしておきますが、**これから取り組んでいくことは、あなたの過去を否定したり、親や誰かを裁くために行うものではありません。あくまでも、あなた自身を理解するための確認作業にすぎないことを頭に入れておいてくださいね。**

それでは、過去の出来事から、あなたがどんな体験をして、どんな「思い込み」をすり込んでしまったのかを確認していきましょう。

⑴ジェノグラム（家系図）を描く

まずは、ジェノグラム（家系図）を描いていきます。ここを手がかりにして、過去の出来事を洗い出します。ジェノグラム（家系図）の描き方については、厚生労働省のサイトを参考にしてください。

https://www.mhlw.go.jp/sisetu/musashino/22/syakai/sodatenote-betu.pdf

あなたが当たり前だと思い込んでいることは、**あなたの家族の中でしか通用しないような、特殊な文化かもしれないのです。**そして、その文化は、家族の中で脈々と受け継がれているのです。できるだけ記憶を頼りに、家系をたどってみてください。少なくとも、おじいちゃん・おばあちゃんの世代から、親のきょうだい、あなたのきょうだい、お子さんやお孫さんの世代まで、なるべく詳しく描いてください。

⑵ジェノグラムから家族の関係性を振り返る

家族の関係性を振り返ることで、家族がどんな心理状態だったのか、どんな葛藤がうず巻いていたのかがわかってきます。あなたのお母さんが、いつも姑《しゅうとめ》さんにイジメられていたのなら、きっと、悲しみや怒り、恨みの感情を感じていたかもしれません。

親族の中に、ギャンブル好きで、借金を繰り返すような叔父さんがいたとしたら、その叔父さんから距離を置きたいと考えるのは、ごく自然なことでしょう。でも、家族にとっては身勝手に思えても、その叔父さんの立場からすれば、もしかしたら孤独で寂しい思いをしていたかもしれませんよね。

この関係性を手がかりに、家族の葛藤を探っていくのです。**この葛藤をあらためて見つめ直すことで、あなたの生きづらさに、どのように影響しているのかがわかってくるのです。**

(3) お父さんやお母さんからどんな言葉をかけられて育ったかを思い出す

いつも一緒に時間を過ごしていた両親からの影響は、思いのほか大きいものです。ここは、じっくりと思い出してみてください。

もしも、あなたのお父さんが浮気を繰り返すような人だったとしたら、お母さんから「男なんて、みんな浮気するんだから、絶対に信じちゃダメよ」などと言われて育ってきたかもしれませんよね？　**あなたのパートナーシップがうまくいかないのは、ここが根本的な原因になっているかもしれないのです。**

また、あなたの両親が親族の誰かを良く思っていないことがあって、「あんなろくでもない人間になるんじゃないぞ」などと言われてきたかもしれません。

それだけで、小さかった子どものあなたの中に、「あんな人間になってはいけない」という「思い込み」が、またひとつすり込まれていったかもしれないのです。

あなたが大きくなってからも、その「思い込み」は、あなたの心を支配して、「あんな人間」と言われるような誰かを見ると、怒りや憎しみの感情が湧いてくるようになってしまうのです。

親というものは、よかれと思って、ついつい子どもに厳しくしてしまうことがあります。「ちゃんとしなさい！」、そう言われて育ってきた方もいらっしゃると思いますが、この言葉が、小さな子どもにどのような影響を与えるのかを考えたことはありますか？ **「私がちゃんとしていないから、怒られるんだ」、子どもは、そのように親から否定されたように感じて、自分という存在を誤解します。**そして、この言葉は、まるで「呪い」のように、その子の自己肯定感を下げてしまうのです。

子どもは、いつだって「親から愛されたい」と願うものです。親の愛情に飢

えている子どもは、親の愛情を勝ち取るために、自分の行動が親に愛されるものかどうかを、どこかのセキュリティーシステムのように、24時間監視するようになります。

このように、あなたの行動を監視する機能を果たすのが、**「インナーマザー」と呼ばれるもので、いつでもどこでも、あなたの頭の中にいて、大きくなったあなたに対しても、あなたを厳しく監視して、あなたの行動を制限し、あなたに罰を与え続けているのです。**

(4)ほかのきょうだいと差別されてこなかったかを思い出す

本来、あってはならないことですが、人間ですから、自分の子どもたちを平等に扱うことができない親がいるのも確かなことです。

もし仮に、心理的に健康な親であったとしても、先に生まれてきた長男や長女には、どうしても、下のきょうだいの面倒を見る役割を期待してしまうことでしょう。地域によっては、長男だけを特別扱いするような風習が、いまだに残っていることもあるかもしれません。自分たちの老後のことを考えると、世話をしてくれそうな女の子に、ついつい期待してしまう親がいるとすれば、どうしても、女の子と男の子では違った対応になりやすいとも言えるでしょう。

そうした理由から、**あなたの性別も含め、あなたがきょうだいの中で何番目に生まれたのか？　親からどのような役割を期待されてきたのか？　によって、あなたが、どのような信念を持っているのか？　どんな性格になりやすいのか？　といったことも、ある程度わかるのです。**

きょうだいの中で差別されながら育つと、「おにいちゃんばっかり、ズルい！」「なんでわたしのことは、かまってくれないの？」、そんなふうに悔しい思いや悲しい思いをしたことを思い出す方もいらっしゃるでしょう。

小さかったあなたの心の奥底にこびりついてしまった、ネガティブな「感情」が、今のあなたの生き方に影響を与えているのです。あなたに辛いことを思い出させるようで心苦しいのですが、この本を手に取っているあなたなら、きっと乗り越えられるはずですから、どうか安心してください。

(5) 家族の中であなたがどんな役割を果たしてきたかを思い出す

もしも、あなたが自分よりも小さいきょうだいがいる長女だとしたら、きっとお母さんの代わりになって、小さいきょうだいの世話をする「ケアラー」役をしてきたことでしょう。お父さんとお母さんの仲が悪くて、いつもお母さんが悲しい顔をしていたとしたら、お母さんの愚痴を聞いては慰めるような、「小さなカウンセラー」役をしてきたかもしれません。

家族同士の仲が悪くて、家の中がピリピリした雰囲気であったなら、その雰囲気を明るく変えようとして、「ピエロ」役になって家族の心をなごませてきたかもしれません。

家族の無意識の葛藤を解消するために、いわれのない罪を背負わされて、イジメられる「スケープゴート」役を引き受けてきたことに思い当たる方もいらっしゃるでしょう。

家庭が混乱していて、みんないつもイライラしているので、とばっちりを受けないように、息をひそめるように、「ロストワン」役をしなければ生き延びることができなかった方もいらっしゃるでしょう。

成績が優秀なあなたなら、有名な大学を目指して、必死になって勉強してきたかもしれません。家族の期待を一身に背負って、「ヒーロー」役を演じてきたかもしれないのです。

小さかったあなたが、無意識に身につけてしまった生き方が、今のあなたに影響を与えていることを自覚しましょう。

⑹職業選択にその役割が影響していないか、今の自分にどんな影響があったかを確認する

私のように、小さいころから家族のお世話をしてきた子どもは、看護師や保育士、介護士などのケアワーカーと呼ばれる職業に就きがちな傾向があります。

家に多額の借金があって、お父さんが必死になって借金を返してきた姿を見てきたとしたら、大きくなったあなたは、企業コンサルタントやファイナンシャルプランナー、銀行業や保険業などの金融関係の仕事を選んでいるかもしれません。

親や家族の誰かが、長い間、病気で苦しんできたとしたら、医師や看護師、臨床検査技師、薬剤師など、医療系の職業を目指したかもしれません。

子どものころの体験は、その人の一生を左右するほどに深く影響を及ぼすのです。あなたが、どのような職業を選んだのか？　その「動機」の部分が、あなたの生き方の基本的なスタンスになっています。ここを掘り下げていくことで、あなたの価値観が見えてきます。そこに気づけば、修正する方法もだんだんわかってきます。

あなたが、今の職業にやりがいを感じていて心から満足していれば、それは幸せなことだと思いますが、必ずしもそうではない方もいらっしゃるでしょう。どちらの場合も、一度は振り返ってみる価値があると思います。きっと、何かがわかるはずです。

(7)親と似たようなパートナーを選んでいないか確認する

お父さんがアル中で、お母さんが苦労していたので、結婚する相手は真面目で誠実な男性にしようと心に固く誓っていても、実際に結婚してみたら、モラハラのDV夫だった、あるいはギャンブル好きで借金をつくっていたとか、ワーカホリックで、家に帰ってこない生活が続いているなど、そんな笑えない話を、実際に見たり聞いたりすることがあります。

親とは違うタイプのパートナーと結ばれたいと思っていたとしても、あなたが子どものころから目に焼きつけてきた人間関係が、今のあなたの人間関係の「ロールモデル」になっているために、このようなことが起きてしまうのです。

「私は絶対に親のようにならない！」と、いくら心に誓ってみても、知らず知らずのうちに、親と同じことをしていたというケースは、よくあることです。

そんなあなたに気がついてしまっても、決して落ち込まずに、前を向いて、改善できるところから取り組んでいきましょう。

心構え

6

「家族の中の私」という視点で自分を俯瞰してみる

卒業対策 7

「インナーチャイルド」の癒しに取り組む

過去の出来事を思い出す作業をしていると、懐かしくて温かい気持ちになることもあると思いますが、こうして、この本を手に取っているあなたは、ネガティブな「感情」を味わっていることのほうが多いのではないでしょうか？

誰の心の中にも、小さなころに傷ついたままでいる子どもの自分、「インナーチャイルド」がいるのです。今のあなたの感情は、過去に傷ついた「インナーチャイルド」のものかもしれません。

「あのときは寂しかった」「あのときは悲しかった」など、ネガティブな「感情」が湧き上がってくることもありますが、**過去を否定したり、なかったことにするのではなく、ただ、「そうだったんだ……」と、事実を、大人になった**

あなたに、淡々と受け止めていただきたいのです。

怒り・悲しみ・恨みなどのネガティブな「感情」が湧き上がってきたら、紙に書き出して、客観的に眺めてみてください。

実際に自分の手を使って、紙に書き出す作業が、あとになってじわじわと効いてきます。あなたの内側から取り出され、紙に表現された「感情」を眺めることで、冷静に過去の出来事を受け止めることができるようになり、あなたの頭の中の記憶が整理されていきます。

そして、その「感情」を抱いていた過去の小さなあなたをイメージして、その存在を感じ取ってみてください。

3歳ころのあなたかもしれませんし、中学生や高校生になっているあなたかもしれません。小さいころのあなたほど、癒されたい気持ちが強いはずですが、大きくなって成人しているイメージでも、今より少しでも過去のあなたなら、インナーチャイルドとして扱ってあげてください。

小さな子どものころの自分をイメージしようと思っても、「何も思い浮かばない」「真っ黒なものしか見えてこない」、そうおっしゃる方もいるのですが、それでもいいのです。これからゆっくりと、「インナーチャイルド」との関係をつくっていけばいいのですから。

「過去の傷ついたあなたに向き合っている」、あなたのその行動にこそ意味があるのです。あなたの中に、どんなイメージが浮かんできたとしても、それは、そのまま受け止めてあげてください。

次に、「インナーチャイルド」を感じ取ることができたら、対話を繰り返していきます。

「どうしたの？」「どうしてそこにいるの？」「どうしたいの？」など、**あなたが質問すれば「インナーチャイルド」は答えを返してくれます。たとえ反応**

がなくても、そのままの存在を受け止めていてください。インナーチャイルドが何かしてほしいと言ってきたら、イメージの中でいいので、あなたができることをしてあげてください。

優しく抱っこしてあげるとか、好きなところへ連れて行ってあげるなど、その小さな子どもの願いを叶えてあげながら、**心の触れ合いを感じてください。**ときには、抑え切れないほどの「感情」があふれ出してきて、戸惑ってしまうこともあるでしょう。あなたひとりで「感情」を扱い切れないときは、信頼できる専門家を頼ってみてください。

心構え 7

子供のころから傷ついたままでいる自分を受け止めてみる

卒業対策 8
「愛されたい」人から「愛する」人へシフトする

人は、誰もが「愛されたい」という欲求を持っているものです。多くの人は、親の愛を求めて結婚すると言っても、過言ではないでしょう。

あなたが、パートナーから「愛されたい」と願うのは、小さいころに親からもらえなかった愛を取り返そうとしているからかもしれないのです。「誰も私のことを愛してくれない」、そんな寂しさを感じながら、ここまで生きてきた方もいらっしゃるかもしれません。

あなたを支配している「愛されたい」欲求が、あまりにもパートナーの負担になるようなら、その関係はいつか壊れてしまうでしょう。どんなに求めても手に入れることができなかった親の愛を、パートナーを親の代わりにして手に入れようとすれば、そこには無理が生じてしまいます。

もしかしたら、「愛されていない」と感じているのは、あなたの勘違いかもしれません。パートナーからの愛を、素直に受け取ってこなかった可能性もあるのです。**「愛を受け取りそこねていたこともあったかもしれない」と、ちょっと頭の片隅にとどめておいてくださいね。**

傷ついてきた過去から自由になって、あなただけの「幸せ」を手に入れるには、**本来のあなたの「力」を取り戻して、「愛されたい」人から「愛する」人へと方向を変えていく必要があります。**

「愛されていない私が、どうしてそんなことをしなければならないの?」、そんな疑問が湧いてくるのは、当然のことでしょう。ですが、考えてみてください。「愛される」ことを願うばかりで、あなたが行動を変えられないままでいても、現実は何にも変わりません。昨日までと同じ日常が、今まで通り繰り返されるだけです。

勇気をふりしぼって、「愛する」人を選択してみてください。ここが、ふんばりどころです!

小さなことでいいので、あなたがパートナーからしてほしいと思うことを、勇気を出して、あなたから先に与えてみてください。もしも、あなたが、日ごろの家事の苦労を感謝してほしいと願っているのであれば、「いつもありがとう」と、まずはあなたからパートナーに感謝を伝えてみるといいでしょう。

最初はうまくいかないかもしれません。何か下心があるのではないか？　と疑われてしまうかもしれませんよね？　**これは、「どちらが先に愛を与えられるか？」という、ゲーム感覚で楽しみながらやってみてください。**愛し合える関係だからこそ、チャレンジする価値があると思いますよ。

すると、不思議なことが起こり始めます。あなたから愛を与えたからといって、あなたの愛がなくなることはありません。反対に、与えれば与えるほど、あなたは内側から満たされていくのです。**あなたから愛を与える行動によって、あなたは幸せに満ちあふれて、自己肯定感が上がっていくのです。**

ちょっと想像してみてください。相手の行動は相手次第なのであって、あなたにはどうすることもできません。当てにならないことを期待して心を痛めるよりも、あなたが主役となって、自分にできることをしていくほうが、長い目で見れば自由で幸せな生き方だと言えるでしょう。

あなたの考え方や行動は、あなたが決めることができるのです。あなたが、あなたの本心にしたがって行動することが、自己肯定感を上げる秘訣なのです。

もしも、このやり方にどうしても抵抗を感じるのであれば、あなたはまだ癒されていないのかもしれません。繰り返し、繰り返し、しつこいくらいに、インナーチャイルドワークを続けてください。あなたが「インナーチャイルド」を育て直すことで「愛着」が安定するほど、あなたは、安定した人間関係をつくれるように進化していくのです。

心構え

8 相手に望むことを、まずはあなたが先に与えてみる

chapter 6

心の旅は始まったばかり

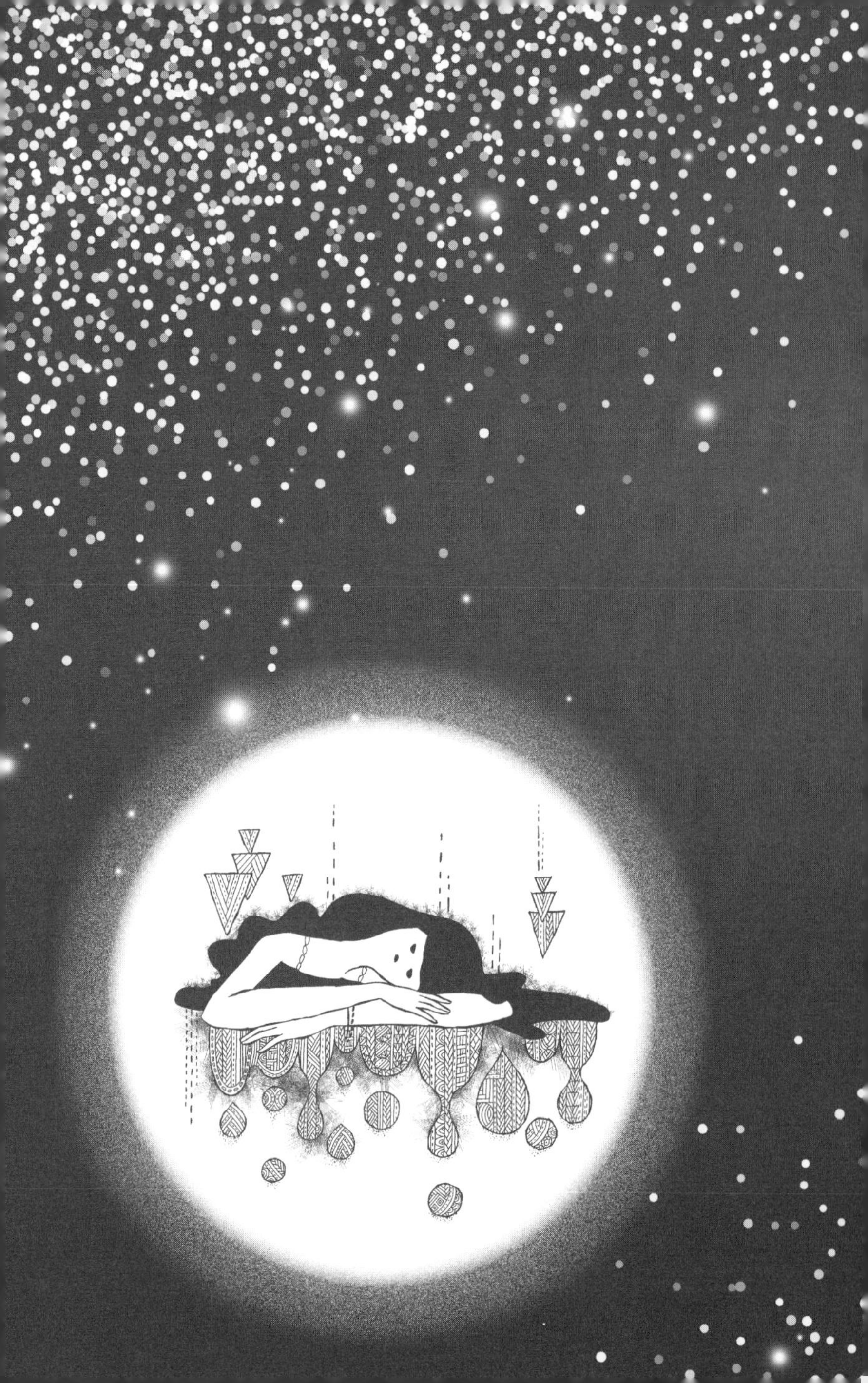

道は続くよ、どこまでも

ここまで読み進めていただいた感想はいかがですか？　今、あなたは何を思い、何を感じているでしょうか？　もしかしたら、いろいろな過去の場面が思い浮かんで、感傷に浸っているかもしれませんね。

一瞬で苦しみを取り除いてほしいと願って、「魔法の杖」を求めていた方は、がっかりしてしまうかもしれませんが、とても大切なことなので、可能な限り受け止めてください。

「共依存」を卒業するには、まだまだ長い道のりが待っています。あなたがこれまで生きてきた中で、うっかり身につけてしまった「思い込み」に気づき、手放して、新しいやり方を身につけていくのは、口で言うほど簡単なことではありません。もちろん、この広い世界には、「一瞬で潜在意識が書き換わった」という方もいらっしゃるでしょう。

小さいころに身につけてしまった「思い込み」は、当たり前のこととして、あなたの中にインプットされているのです。そんな「思い込み」に気づくこと自体が難しいので、気長に取り組んでいく必要があるのです。

真っ暗なトンネルの中を、たったひとりで灯りも持たずに手探りのまま歩いていく感覚は、想像しただけでも、不安で、心細くて、恐怖すらも感じます。そんな状態から一足先に脱出した私から、真っ先に、あなたに伝えたいことがあります。

ここからは、苦しみのもととなっている「共依存」を手放して、新しいあなたへと成長していく道のりを、どういう心がまえで乗り切っていけばいいのかというコツを、私の体験から、お伝えしていきますね。

よ〜く、思い出してください。

過去や今がどんな状態であっても、あなたはいつだって、ベストを尽くしてきたのです。まずは、あなた自身があなたのがんばりを認めてあげてください。

過去のあなたも、今のあなたも、否定する必要はないのです。あなたの苦しい体験が、とてつもなく大きな「ギフト」に変わる瞬間がいつか必ずやってきます。

あなたががんばってきたことを認めて、あなたの未来を信じてください。それだけで、99%は、できてしまったようなものなのです。

変われなくても、あなたはそのままで素晴らしい！

「そんなに大変な思いをしなければならないの？」、そんなふうに感じてしまう方もいらっしゃるかもしれません。「これからも長い道のりが続いていますよ」などと言われたら、心が折れてしまうかもしれませんよね。それは当然のことだと思います。

「そんなに大変なら、もうこのままでもいい」「変わりたいけれど、やっぱり変われない」「私は変わりたくない」、そんなあなたがいてもいいのです。決して、突き放したり、見放しているのではなく、あなたの生き方を、私は尊重しているだけなのです。

たとえ「私は変わりたくない」と、あなたが心に決めたとしても、あなたにとっては、とても意味があることなのです。昨日よりも今日、今日よりも明日、この人生を生きている限り、ときどき後ずさりしながらでも、前を向いて歩いていけるなら、私はそれでいいと思うのです。

誰かが正しいことを言ったとしても、自分の気持ちを無視してまで受け入れる必要はないのです。「これが正解なのだ」と思い込んで、その通りにしてしまうのが、「共依存」的な発想なのです。私が主張していることや考え方も含めて、誰かの正解をそのまま鵜呑みにするのではなく、あなたの内側から湧き上がる感覚を、もっと大切にしてください。

どんなあなたも素晴らしいのです。そのままのあなたを、どうか受け止めてください。

がんばりすぎていませんか？

変われなくてもいいし、「変わりたくない」と心に決めていたとしても、それでいいのです。そう私がわざわざ強調するのには、深いワケがあるのです。

変わろうとしてがんばっているときというのは、「あなたを否定している」状態なのです。あなたが、自分を否定しながら前に進もうとするのは、ブレーキを踏みながらアクセル全開で車を走らせるようなものです。想像しただけでも、効率が悪いと思いませんか？

自分を否定している状態で変わろうとすれば、自分のダメなところに目が行きがちです。ただでさえ「自己肯定感」が低いのに、さらに自分を痛めつけて、「自己肯定感」を下げてしまいかねません。そうなると、変わること自体が、苦痛になってしまいます。

「変わらなければ」という義務感でやる必要はありません。がんばって取り組むのではなく、「変われる」ことを信じて、目の前のことに集中して、毎日、楽しく暮らしていれば、**いつのまにか変われていたことに気づくものなのです。**

肩の力を抜いて、気楽に取り組んでくださいね。

「共依存」の何が問題なのか？

「変わる」「変わらない」、は、あなたが決めればよいことなのですが、それでも「共依存」が、あなたやあなたの周りにいる大切な人に、悪影響を与えてしまうかもしれないことを、私からお伝えしなければなりません。

繰り返しになりますが、「共依存」になってしまった人は、とにかく「自己肯定感」が低いのです。「自己肯定感」が低いことで、どんな悪影響があるかと言えば、ここでは語りつくせないほどたくさんあるのですが、特に、この本の中で一番お伝えしたい点は、「自分を否定している」ことです。

「こんな自分ではダメだ」と、いつも自分にダメ出しをしていますから、それだけでも辛くて苦しいですよね？　自分のことをダメだと思えば思うほど、自分を監視する自分がますます強くなって、自分を「～すべき」というルールで縛りつけてしまいます。

「自己肯定感」が低い人ほど、自分に自信がありませんから、誰かの言いなりになってしまいがちで、マインドコントロールなどの支配を受けやすいのです。

理不尽なことをされていても、気がつきにくいので、あなたがいくら努力しても報われないことが起きてしまいます。あなたが「がまん」すればするほど、パートナーに限らず、さまざまな要求がエスカレートしてきます。つまり、あなたへの依存がひどくなっていくのです。

あなた以外の誰かにあなたの価値を決めてもらっていると、その人の気分次第で、あなたの価値はコロコロ変わってしまいます。そのたびに、あなたは「もっとがんばらなくては」と、見当違いの努力をして、どんどん疲れてしまいます。そうなると、あなたの「自己肯定感」はますます低くなり、あなたの生きるエネルギーはどんどん奪われていくのです。

求めすぎる原因は「愛着障害」だった

第5章では、あなたがどのような「成育環境」で育ってきたのかを確認してもらいましたが、やはり、小さいころから育ってきた環境が、あなたの人格形成にどれほどの影響を与えているかは、計り知れないのです。

パートナーシップに限らず、あなたが親子関係や職場の人間関係など、何らかの人間関係につまずいているのだとすれば、ここを確認しないままテクニックだけを学んで先に進もうとしても、また元通りになってしまう可能性が高いのです。

前にも述べたように「機能不全家族」の中で育った「アダルトチルドレン」は、「共依存」という生き方を身につけてしまいます。「機能不全家族」は、子どもにとっての「安全基地」としての機能を果たせず、子どもは安定した親子関係を築けずに、「愛着障害」を残したまま、大人になっていくのです。

ポジティブな「あきらめ」が、あなたを救う

「アダルトチルドレン」を自覚して、自分の人生をやり直そうとしている人が陥りがちなワナがあります。それは、「親に教育の責任を問うこと」です。あなたの苦しみを生み出した真犯人だとして、責めたい気持ちはわかります。私もそうでしたから。

親に責任を取らせようとしても、まったく意味はありません。仮に、あなたがここまで苦しむことになった原因が親にあったとしても、親の立場からすれば、正しいと思ったことをしてきただけなのです。

よくあることですが、「私はアダルトチルドレンだった」と気づいた人が、「あなたの育て方のせいで、私はこんなに苦しみ、傷ついた。だから、私に

謝ってほしい」などと、年老いた親に詰め寄って謝罪を求めることがあるのですが、ほとんどの場合、うまくいきません。それどころか、親から返り討ちに遭って、かえって傷ついてしまうのです。

そもそも、あなたの苦しみに共感できる人だったら、ここまであなたが苦しむことはなかったはずなのです。親には親なりの事情があって、共感できない人に育ってしまったのです。あなたが謝罪を求めたとしても、「は？　あなた、何を言っているの？」といった具合に、キョトンとされて肩すかしをくらうことになりかねません。本当に悲しいことですが、これが現実です。あるがままのあなたを無条件で受け入れるのと同じように、あるがままの親御さんを受け止めてください。

とても悲しいことですし、信じたくはないと思いますが、「ごめんね、私が悪かった」と謝ってもらえるとか、親子で抱き合ってわかり合えるというのは、奇跡に近いことだと思いますので、叶わぬ夢は手放して、あなた自身の成長に集中してください。

あなたが取り組むべき課題は、「あなた自身に集中すること」なのです。「共依存」を抱える人は、自分以外のモノ・コト・ヒトに意識が向いています。いくら自分の外側に原因を求めても、変えられるものは自分以外にはないのです。

もちろん、改善を求めて相手に働きかけることは必要ですが、それも、あなたの行動が伴って初めて実現するものです。残念ですが、あなた以外の誰かが変わってくれることを期待している限り、あなたは、永遠に「幸せ」から遠ざかってしまうのです。

考えてもみてください。誰かのことで頭がいっぱいになっているほど気を取られていること自体が、その人から逃れられていない証拠です。言い換えれば、その人に心を縛られている状態です。ここを手放せない限り、あなたの心は支配されたままなのです。いつか相手が変わってくれることを待ち望んでいても、あなたの期待は裏切られ続けるだけです。

「その人の人生は、その人にまかせておけばいい。私は私の人生を幸せに生きていく」と、ハラをくくって、あなた自身を幸せにすることに集中するのです。

「私は、親からも、パートナーからも、誰からも愛されていないじゃない！」、そんな怒りが湧いてくるかもしれませんね。そんなあなたに、誰よりも一番初めに愛を与えてくれて、しかも、あなたがその人からの愛を受け取らなければならない人物がいます。いったい誰だと思いますか？

それは、あなた自身です。

あなたの一番近くにいて、あなたを見守っているのは、あなた自身をおいてほかにはいないことを忘れないでください。誰からも愛されないと嘆いていても、何も解決はしません。勇気を出して、あなたが、「今、この瞬間にできる小さなこと」から少しずつ行動を起こしていくのです。

「ナルシシズム」を克服する

ここから、少しややこしい話をします。

あなたは「ナルシシズム」という言葉を聞いたことがありますか？ 泉の水面に映る自分の姿に恋をする呪いをかけられ、自分の姿に接吻しようとして命を落としてしまった、ナルキッソスの話に出てくる概念です。**「ナルシシズム」は、他者を気にしながらも、他者の瞳に映る自分の姿にしか関心がないのです。つまり、他者から自分がどう思われているかが、最大の関心事なのです。**

私はこれまで、「共依存」を卒業するには、「自分に意識を集中させる」と強調してきましたが、「共依存」を抱える人が、常に他者に意識が向いている本質は「ナルシシズム」だと考えています。「ナルシシズム」については、多くの精神分析家によって説明されてきましたが、ここで、エーリッヒ・フロムの考え方について紹介します。

エーリッヒ・フロムは、1900年にドイツで生まれた、社会心理学・精神分析・哲学の研究者です(Wikipediaより)。1941年に発表された『自由からの逃走』は、著作から80年以上たった今もなお、新訳を繰り返して版を重ねているロングセラーです。彼の著作の数々には、これほど高度なまでに発達した現代の情報化社会においても十分通用する、普遍的な哲学のエッセンスが盛り込まれています。

「共依存」を乗り越えるヒントとして、エーリッヒ・フロムの著書から、彼の言葉を引用したいと思います。

「愛されることによって何かをもらうというのは、何かに依存することである。まさにそのために、自分は小さく、無力で、病気でなければならない。あるいは『良い』子でなければならない。いまや、子どもはそうした状態を乗り

越え、愛することを通じて、愛を生み出す能力を自分のなかに感じる。幼稚な愛は『愛されているから愛する』という原則にしたがう。成熟した愛は『愛するから愛される』という原則にしたがう。未成熟の愛は『あなたが必要だから、あなたを愛する』と言い、成熟した愛は『あなたを愛しているから、あなたが必要だ』と言う」

エーリッヒ・フロム著『新訳版 愛するということ』紀伊國屋書店 p68 より引用

愛されるために、相手に尽くして依存するのは、一見、楽なことのように思えるのですが、愛されるかどうかは相手の対応次第なのだと考えれば、これほど不確実なことはありません。愛されることに囚《とら》われて執着していれば、心はずっと不自由なままだということが、わかっていただけると思います。

あなたが「ナルシシズム」を克服して、「愛される」人から「愛する」人へシフトしたとき、あなたは、きっと「自由な世界」を体験するはずです。あなた自身の手によって、あなたの「愛する能力」を取り戻してほしいと願うばかりです。

大丈夫、あなたなら、きっとできるはずです。

「少しずつ継続することが最大の結果を生む」

これからの長い道のりを、軽やかに歩んでいくために大切なのは、「必ず失敗はある」と知っておくことです。失敗したからといって、落ち込む必要はまったくありません。**失敗を重ねながら少しずつ成長していくプロセスを楽しんでほしいのです。**

私たちは小さいころから「失敗してはいけない」とすり込まれてきましたが、偉人たちの言葉の通り、**失敗に思えることは、失敗なのではなく、「うまくいかないやり方を発見した」にすぎません。**うまくいかなかったことを失敗だと思い込み、さらには失敗と自分の価値とを結びつけて、わざわざ自分を落ち込ませるようなことはしないでください。

今すぐに考え方を変えるのは難しいでしょう。「失敗こそが成長のモトである」ことを、少しずつ理解していってください。

「今日一日」

アルコール依存症の自助グループでは、毎日毎日、「今日一日、酒を飲まない」と、仲間とともに決意します。この地味で小さな目標こそが、アルコール依存症から回復できる方法だと言われています。

「今日一日、酒を飲まない」と心に決めても、誘惑に負けて飲んでしまうこともあります。それでも、また明日になれば、「今日一日」を仲間とともに実践していくのです。それと同じように、「今日一日、世話を焼くのをやめる」「今日一日、愚痴を言うのをやめる」「今日一日、笑顔でいると決める」、そうやって、今すぐにできることから少しずつ取り組んでいくのです。

初めから、うまくはいきません。でも、それでいいのです。

生まれた時からこれまでの長い間に、握りしめてきた「思い込み」を手放していくのは、容易なことではありません。一見、遠回りに思えるやり方でも、**いつからでも、誰にでもできそうな、小さな、小さな、本当に小さな目標を立てて、ひたすら毎日、継続していくことが、確実に「共依存」から卒業できる近道なのです。**

そうやって、地道に取り組んでいると、あるとき「気づき」が降りてきて、若竹が節のところから一気に伸びるように、大きな成長を遂げることもありますが、一発逆転や大どんでん返しを期待して、大きな目標を掲げて無理をするようなことはしないでほしいのです。

三歩進んで二歩下がるように、後戻りを何度も繰り返しながら、それでも少しずつ前へ進んでください。自分では、なかなか気づくことができないかもしれませんが、ちっとも前に進んでいないように思えても、少しずつ少しずつ、上へ上へと、「らせん」を描くように、私たちは確実に成長しているのです。

あなたが怖れる失敗こそが、本当は成長の証《あかし》なのです。なぜなら、前を向いて進んでいなければ、決して石につまずいて転ぶことなどありません。そう考えれば、失敗を怖れる今までの「思い込み」が、ばかばかしく思えてくるでしょう。

人間の成長とは何か？

心の旅に終わりはありません。あなたをがっかりさせるようで心苦しいのですが、「共依存」から卒業できたからといっても、「共依存」の「核」のようなものがどうしても残ることは、覚えておいてください。そして、相変わらずイヤなこと、困ったことは起きるし、ネガティブな感情がなくなるわけでもなければ、立派な人間になれるわけでもないのです。

それでも、心がざわつくような出来事が起きるたびに、**「このことは、私に何を教えてくれているのだろう？」と、自分の成長に関心を持ちながら生きていられるのは、とても楽しいことだと思うのです。**ふとした瞬間に、「あ、私また同じことをやっているかも……」と気づいてしまうこともありますが、そうやって、また同じことを繰り返している自分の姿に気づけただけでも、ずいぶんと心は軽くなるものです。

人間の成長とは、それほど立派でもない自分を受け入れて、あるがままの自分でいられることかもしれないのです。

「幸せ」とはいつもそこにあって気づくもの

最後に、ちょっとスピリチュアルなお話をします。

私は看護師として、救命救急センターからホスピスまで、常に命と向き合う現場で働いてきました。看護師というのは、科学的な理論を理解して実践していかなければならない職業ですが、その一方で、「命」や「スピリチュアリティ」といった、目に見えない抽象的な概念も同時に取り扱うという、バランス感覚を問われる職業でもあります。

私は看護師として、多くの命と向き合ってきましたが、そこで教えられたことは、**「人はいつか必ず死を迎える」という事実です。誰もがみな等しく、死亡率100%なのです。**

それなのに、人はなぜ生まれ、なぜ死んでいくのか？

私は、人は「より良く生きる」ため、「魂を磨く」ために、この「地球」という世界を体験しに生まれてくるのではないかと思っています。大切なことはいつも、私の目の前の患者さんが教えてくださいました。それと同じように、大切なことを教えてくれた人がいます。

それは、離婚した元夫です。かつて私の夫だった人は、私に多くの気づきを与え、私の魂をピカピカに磨いてくれたのです。ふたりの子どもに恵まれ、母親として、そして妻として、たくさんのとびきりスペシャルな体験を、私に与えてくれました。その意味においては、かけがえのないソウルメイトなのです。

そう考えると、私に困難な状況を与えてくれたあの親も、私の魂を磨くために、わざわざ「悪役」を引き受けてくれた「天使」かもしれないのです。

苦しいこともあったけれど、そのおかげで今の自分がある。あの体験があったからこそ、その当時には想像すらできなかった、素晴らしい世界、それまで気づくことができなかった、決して失われることのない「本物の幸せ」を、ようやく手に入れることができたと、心からそう思えるのです。

私にとって、決して失われることのない「本物の幸せ」とは、**今この瞬間に、生きていられることが「奇跡」であると、心の底から実感していることです。**

今この瞬間に、目が見えている、耳が聞こえている、自分の足で歩くことができる、贅沢はできないかもしれないけれど、ご飯が食べられて、着るものがあって、狭いながらも雨風をしのげる家がある。

一つひとつは、当たり前のこととして見過ごしてしまいがちだけれど、もしも、これらのうちのひとつでも失うことがあったとしたら、きっと心は平穏ではいられないでしょう。もし仮に、そのうちの何かを失うことがあったとしても、**命があって、生きていられるのだとすれば、いつからでも、いくらでもやり直せると、本気でそう思っています。**

「人間万事塞翁が馬」

今がどんな状況であったとしても、すべてはうまくいっているのです。最悪なことが起きたとしても、その出来事が、いつか必ず良きことに変化していくのが、この世界の法則なのです。

「たとえ苦しいことがあっても、未来は必ず良くなる！」。そう信じて、前を向いて歩んでいくことこそが、今この瞬間に「命」という恵みを与えられている私たちの務めではないかと思うのです。

謝辞

本書執筆にあたり、Clover出版の田谷裕章様、小田実紀編集長、小川泰史会長はじめ、多くの皆様にご指導を賜り、このたび初めての出版を果たすことができました。私がここまで生きてきた足跡を、こうして書籍という形にできたことを大変うれしく思います。

そして何より、この本が「依存症」「共依存」で悩める方々の一助になることを、心より願っております。

これまで私にかかわってくださったすべての皆様へ、とりわけ、麻布の「さいとうクリニック」時代から、主治医として私の診療にご尽力くださった川崎沼田クリニックの沼田真一先生に深く感謝申し上げるとともに、結びの言葉とさせていただきます。

本当にありがとうございました。
皆様のご多幸を、心よりお祈り申し上げます。

井上麻紀子

profile

井上麻紀子　いのうえ まきこ

共依存専門カウンセラー
暴走族だった父親のもとに生まれるが、ほどなくして両親が離婚。年の離れた弟の面倒を見る長女として家事を担いながら幼少期を過ごす。貧しい経済状況のため大学進学を断念し、働きながら看護師免許を取得。職場で知り合った夫と結婚し、二人の息子に恵まれるが、子育て中にうつ病を発症し、精神科病棟への入院も経験した。カウンセリングによって、自分が共依存であったことに気づき、20年も続いたうつ病の原因が、親との関係にあったことを確信する。他者の評価によって自分の価値を確認するという、共依存特有の生き方から脱却するため、自分の手で自分を幸せにすると決意し離婚。
膨大な時間の内観から多くの気づきを得て共依存の苦しみを乗り越え、現在では、共依存専門カウンセラーとして活躍する傍ら、ヤングケアラーなどの子どもを取り巻く問題にも関心を持ち、「みんなで子育てする社会」の実現を目指し、子育てを支援するNPO法人の活動にも協力している。

STAFF
装丁　野口佳大
本文イラスト　りゃんよ
扉イラスト　チブカマミ
校正　永森加寿子
DTP協力　米村緑（アジュール）
編集　田谷裕章　坂本京子

愛か依存か?
～最高のパートナーシップを得るために～

初版1刷発行　2023年7月24日

著　者　井上麻紀子
発行者　小川泰史
発行所　株式会社Clover出版
〒101-0051
東京都千代田区
神田神保町3丁目27番地8
三輪ビル5階
電話 03(6910)0605
FAX 03(6910)0606
https://cloverpub.jp
印刷所　日経印刷株式会社

ISBN978-4-86734-159-9　C0011